健康行動理論を活用した

心不全患者のセルフケア支援

監修●**三浦稚郁子**
榊原記念病院看護部長

編集●**角口亜希子**
榊原記念病院副看護部長

中山書店

序文

　2003年春，私は東京女子医科大学の図書館で修士論文のための文献検索をしていた．そのとき手にとった本が，松本千明先生の『医療・保健スタッフのための健康行動理論の基礎』である．この本に出合ったときの感動は今でも忘れられない．

　当時の私は，CCUと成人病棟の看護管理者をしていたが，心不全予防のためのセルフケア支援の難しさを痛感していた．CCUの患者さんは，医療者の指示に従い，忠実に安静や食事，水分制限を守っているため，というより守らざるを得ない状況にあり，多くの患者さんは状態が安定して，一般病棟に移動することができる．しかし，危機的な状況から脱して，退院することができても，しばらくして再入院してしまう患者さんや，医療者が勧める健康行動にどうしても向かえない患者さん，自分の考えで過度な運動を実施してしまい心不全症状を悪化させる患者さんなど，急性期治療の現場とはまったく異なる，様々な患者さんに出会った．

　2005年，米国心臓学会(ACC)と米国心臓協会(AHA)は，『慢性心不全ガイドライン』の改訂版において，ステージごとの適切な治療を実施すること，特にステージAの段階で，心血管リスク因子を早期に発見し，適切な治療を行うことにより，ステージB，Cへの移行を予防すると早期からの介入を推奨している．しかしステージAは，心不全予防のための健康教育や，健康行動を維持するための支援を受けられる機会が少ないのが現状であり，そのため心不全予防の支援をするチャンスは，残念ながらステージBとなってからの入院期間やその後の外来通院となる．一方で，多くの患者さんは，これまでの自分の生活習慣を簡単には変えられない．つまり，「人の行動は簡単には変わらない」のである．また，「人の行動には必ず理由がある」．「喫煙している」というのは一つの事実であるが，その理由は，禁煙「したくない」「するつもりがない」「できない」など様々である．禁煙「するつもりがない」人に具体的な禁煙の方法を指導しても意味がない．患者さんが行動できないのには様々な理由があり，理由にあった介入をする必要がある．しかし短い入院期間の中で，どのようにすれば患者さんの行動の裏にある思いを効果的に探り，適切な支援ができるのだろうと思っていたときに，松本先生の本に出合ったのである．

　健康行動理論にはいくつかあるが，理論を専門的に理解し，時間をかけて多くの分析をしなければセルフケア支援ができないということでは，現在の入院医療で効果的な患者支援をすることは不可能である．松本先生は，7つの健康行動理論を整理して「行動変容のための8つのポイント」を提案している．これを活用することで臨床の看護師でも効果的に患者の思いを聞き出し，アセスメントし，患者のやる気を引き出す介入ができると信じ，当院(榊原記念病院)のキャリアラダーの教育コースで，松本先生の理論を用いたセルフケア支援の研修を行っている．

　本書では，この7つの健康行動理論の活用法について松本先生に解説していただき，続けて榊原記念病院の循環器エキスパート看護師(Sakakibara Registerd Nurse：SRN)が，その理論に基づき実際に行っているセルフケア支援の内容を事例としてまとめている．本書が，心不全予防のためのセルフケア支援に携わる多くの看護師の一助になれば幸いである．

　最後に，本書をまとめるにあたり，快く執筆をしていただいた松本先生，榊原記念病院のSRN，その執筆を支援してくれた副看護部長の角口さん，中山書店編集部の佐藤さん，木村さんに感謝いたします．

2014年9月

三浦稚郁子

執筆者一覧

●監修
三浦稚郁子　榊原記念病院看護部長

●編集
角口亜希子　榊原記念病院副看護部長

●執筆者（執筆順）

角口亜希子	榊原記念病院副看護部長
松本　千明	北海道立旭川高等看護学院非常勤講師
辻　　孝子	榊原記念病院副看護師長
仲田　隆子	榊原記念病院急性・重症患者看護専門看護師
宇津宮淑絵	榊原記念病院副主任看護師
小田　真澄	榊原記念病院副主任看護師，慢性心不全看護認定看護師
石井　典子	榊原記念病院元主任看護師
加川　陽子	榊原記念病院主任看護師
中本美佳子	榊原記念病院副看護師長
野杁奈穂美	榊原記念病院副主任看護師
阿部　隼人	榊原記念病院副看護師長，慢性心不全看護認定看護師
真壁　厚子	榊原記念病院主任看護師
綿貫恵里子	榊原記念病院主任看護師

健康行動理論を活用した
心不全患者のセルフケア支援

CONTENTS

1章 セルフケア支援が心不全を予防する ……… 角口亜希子　1

2章 健康行動理論を理解する ……… 松本千明

- 健康行動理論はなぜ重要か……………………………………… 12
- 健康行動理論の基礎知識………………………………………… 14
- 健康行動理論の臨床での応用法………………………………… 28

3章 セルフケア支援の実際
〜事例をとおして健康行動理論を身につける

- 事例1　狭心症で外来通院中の患者Aさん ……………………… 辻　孝子　34
- 事例2　急性心筋梗塞を初めて発症した患者Bさん ……………… 仲田隆子　46
- 事例3　陳旧性心筋梗塞があり，再度心筋梗塞を発症し，
　　　　心不全を合併した患者Cさん …………………………… 宇津宮淑絵　56
- 事例4　拡張型心筋症で初回入院の患者Dさん ………………… 小田真澄　66
- 事例5　冠動脈バイパス術後の患者Eさん ……………………… 石井典子　76
- 事例6　独居高齢者である心不全患者のFさん ………………… 加川陽子　86
- 事例7　在宅酸素療養中の患者Gさん …………………………… 中本美佳子　96
- 事例8　植え込み型除細動器（ICD）挿入患者Hさん …………… 野杁奈穂美　108
- 事例9　低心機能であり，心不全で入退院を繰り返す患者Iさん … 阿部隼人　118
- 事例10　重度大動脈弁狭窄症で準緊急手術をした患者Jさん …… 真壁厚子　128
- 事例11　大動脈弁狭窄症で大動脈弁置換術後の患者Kさん …… 綿貫恵里子　140

索引…………………………………………………………………………… 149

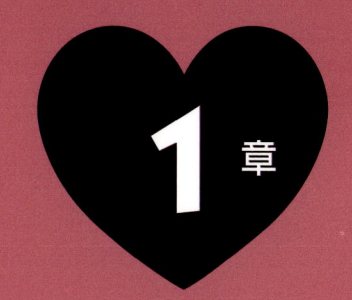

1章 セルフケア支援が心不全を予防する

はじめに

　現在，わが国の死因の2位である心疾患は，生活習慣の変化や国民の高齢化により，今後も増加していくことが予測される．同時に，心疾患の終末像ともいえる慢性心不全患者の増加も見込まれている[1]．心不全患者は，症状の急性憎悪による再入院を繰り返しながら，徐々に治療抵抗性の末期心不全期に向かっていくことから，再入院をいかに防ぐかが課題となる．また，心不全の原因となる基礎疾患の多くは生活習慣病ともいわれる心血管疾患であることから，いかに心血管疾患の発症を予防するかも重大な課題となっている．

　心不全の予防には，様々な取り組みがされているが，心血管疾患の発症も，心不全憎悪の要因も，患者の生活習慣が関係していることから，これらを予防するセルフケアを推進することが重要であり，「いかに支援すれば，患者がセルフケアできるか」が，看護師の力の見せどころとなる．

　本章では，看護師がセルフケア支援をしていくために押さえておきたい，①心不全の特徴，②予防に向けた望ましい行動，③セルフケア支援のコツ，の3つのポイントについて述べていく．

心不全の特徴

心不全とは

　心不全とは，心臓の何らかの器質的・機能的異常に伴って心臓のポンプ機能が低下し，その結果，全身の酸素需要に見合った血液供給を保てなくなり，肺や体静脈系にうっ血を来たした病態である．

　心不全は，症状の発症機序により「急性心不全」と「慢性心不全」に分類される．急性心不全は，心機能の急激な破綻により代償機能が働かなくなることで発症し，肺静脈のうっ血に伴う症状が出現する．その症状は軽症のこともあれば，重症で致死的な状態に陥ることも少なくないため，的確な病態把握による救命，および症状安定に向けた治療と自覚症状の改善を行い，身体への侵襲を最小限にできるよう治療を行う[2]．

　一方，慢性心不全は，慢性の心筋障害により心臓のポンプ機能が低下し，末梢主要臓器の酸素需要量に見合うだけの血液量を絶対的または相対的に拍出できない状態にあり，肺，体静脈系または両系にうっ血を来たして日常生活に障害を生じた病態である[3]．病状の進行に伴い，患者は急性増悪や致死的不整脈の発生などにより，生命の危機的状態に陥る．また，危機的状態から脱することができたとしても，症状増悪による苦痛や生活の困難感，入院生活を繰り返すこと，生活上の制限が伴うことによる社会的疎外や経済的問題を抱え，QOL低下を余儀なくされる深刻な病状であり，いかにしてこのような深刻な状態に陥らないようにするかが看護の課題となる．

心不全のステージ分類

米国心臓学会（ACC）と米国心臓協会（AHA）の『慢性心不全ガイドライン』では，慢性心不全について心疾患の器質的問題と心不全症状の程度から4つの病期にステージ分類されている（図1）[4]．ステージA・Bはともに心不全発症には至っていない状態であるが，心臓の器質的異常は認めず心血管疾患リスクのみの状態をステージA，心臓の器質的異常を認める状態をステージBとしている．ステージC・Dは心不全症状を認める状態で，ステージCは心臓の器質的疾患が確定し，息切れや運動耐容能の低下といった症状の出現を有する状態を指す．このステージは，初回の急性左心不全発症から徐々に慢性心不全化し，心不全の急性憎悪による再入院と緩解を繰り返しながら，徐々にステージDの治療抵抗性の末期心不全期に向かっていく．

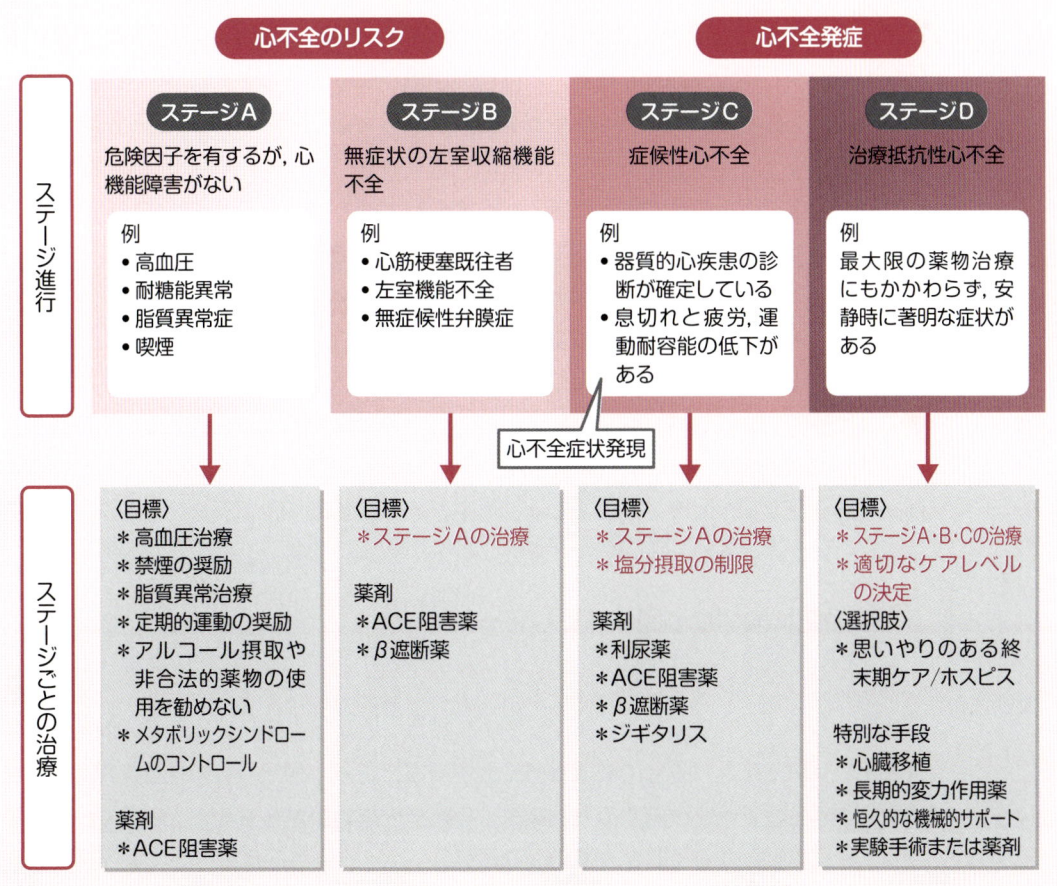

図1　心不全のステージ分類と治療

（Hunt SA, et al.：ACC/AHA 2005 Guideline Update for the Diagnosis and Management of Chronic Heart Failure in the Adult：A Report of the American College of Cardiology/American Heart Assocoation Task Forse on Practice Guideline（Writing Committee to Update the 2001 Guidelines for the Evaluation and Management of Heart Failure）. Circulation 2005；112：e154-235.[4]をもとに作成）

予防に向けた望ましい行動とは

心不全ステージ分類に合わせた治療

　ACC/AHAの心不全ステージ分類では，心不全のリスク状態にある患者から治療難治性の終末期状態の患者を4段階に分類しているが，ステージAにある高血圧や耐糖能異常，脂質異常症といった心血管リスク因子を有する患者が心疾患発症の予備軍であること，またステージBのすべての心疾患が心不全予備軍であることを指している．

　わが国においても，急性心不全の患者背景について，既往疾患としては高血圧が50～70％，糖尿病が30％，脂質異常症が25％，心房細動が40％に認められ，また心不全の原因疾患としては虚血性心臓病が30％，心筋症，弁膜症，高血圧症がそれぞれ20％前後である[2]と報告されていることから，心不全予防は心不全発症以降ではなく，まずは心血管疾患の発症を予防することや発症した心血管疾患の再発を予防することが重要だといえる．

　図1にステージごとの治療をまとめているが，心不全は，心臓の器質的・機能的異常に心不全増悪要因が加わることで代償機能が働かなくなることによって発症する．したがって，発症の予防には，心臓の器質的・機能的異常を来さぬよう心血管疾患の発症を予防すること，心臓の器質的・機能的障害を有した後には心機能低下の増悪要因を取り除くよう努めることが重要である．心臓の器質的・機能的異常の予防に向けては，各ステージをとおしてステージAにあげられている心血管リスク因子（高血圧・喫煙・脂質代謝異常・メタボリックシンドローム）の改善，すなわち適切な食習慣，適切な体重の維持，運動療法，節酒，受動喫煙も含めた禁煙，指示どおりの服薬行動をとることが基本となる．また，心不全の増悪要因は，感染や不整脈といった医学的要因以外に，過労，塩分・水分摂取のコントロール不足などの非医学的要因が関係しているため，ステージC以降は，ステージAに示される心血管リスク因子の改善に向けた生活習慣に加え，塩分摂取制限を取り入れること，心不全の増悪要因（表1）[2]をアセスメントし，予防に向けた患者教育と疾病管理（表2）[2]を行うことが課題となる．

心不全予防に大切な心臓リハビリテーション

◎心臓リハビリテーションの目的

　心臓リハビリテーション（以下，心リハ）では，心疾患罹患に伴う患者の問題をでき得るかぎり取り除き，患者の健康維持や健康増進を図り，生活の質の維持や向上，再発予防により生命予後を改善すると同時に，心疾患を患いながらもその人らしく生きていけるように支援していくことが目的となる[5]．

◎心臓リハビリテーションプログラム（図2）

　心リハは，医学的な評価，運動療法，冠危険因子の是正，教育およびカウンセリングからなる長期的で包括的なプログラムである．プログラムは，第Ⅰ相，第Ⅱ相，第Ⅲ相の3期に分かれており，第Ⅰ相は，急性病態に陥って入院生活を送っている急性期から，

表1 心不全の増悪因子

a）服薬アドヒアランスの欠如
b）水分・塩分の摂取過多
c）感染症，特に肺炎や敗血症
d）重症な脳障害
e）手術後
f）腎機能低下
g）喘息，慢性閉塞性肺疾患
h）薬物濫用，心機能抑制作用のある薬物の投与
i）アルコール多飲
j）褐色細胞腫
k）過労，不眠，情動的・身体的ストレス

（日本循環器学会ほか編：急性心不全治療ガイドライン〔2011年改訂版〕．p.12. http://www.j-circ.or.jp/guideline/pdf/JCS2011_izumi_h.pdf[2]より抜粋）

表2 心不全の患者教育と疾病管理

1. 毎日体重を測定・記録し，心不全安定期には体重を目標体重に保つ
2. 心不全再発の初期症状・身体症状を自己チェックし，早期発見に努める
3. 服薬を遵守・継続する
4. 塩分摂取を制限する
5. アルコール摂取を控え，禁煙する
6. 適度な運動療法を継続する

（日本循環器学会ほか編：急性心不全治療ガイドライン〔2011年改訂版〕．p.29. http://www.j-circ.or.jp/guideline/pdf/JCS2011_izumi_h.pdf[2]より）

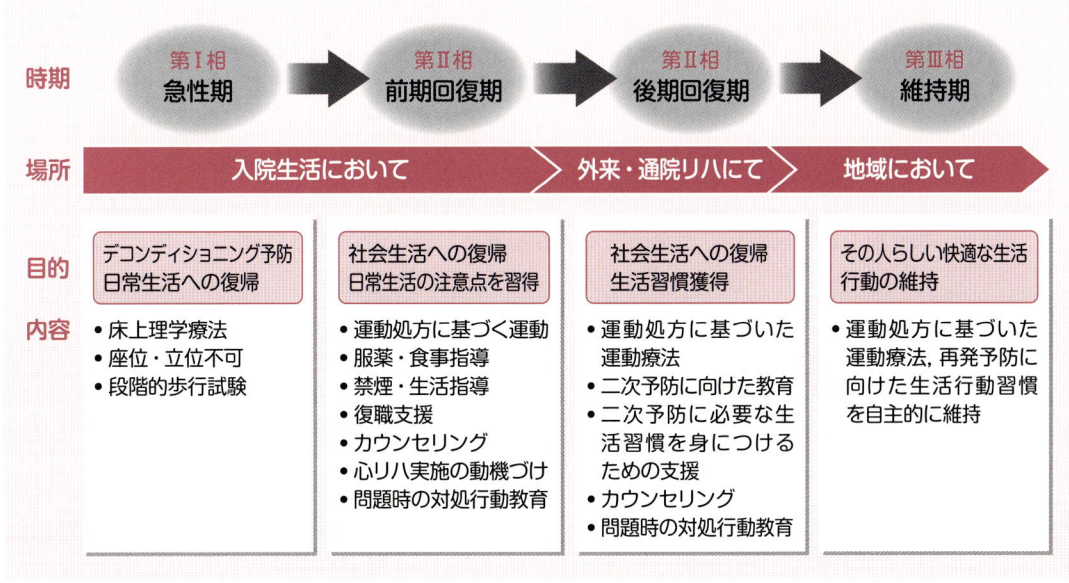

図2 心臓リハビリテーションプログラム

安静によるデコンディショニングの予防と日常生活への復帰を目的に集中治療室で開始される．第Ⅱ相は，前期回復期と後期回復期に分かれ，前期回復期は社会生活への復帰を目的に一般循環器病棟において実施され，後期回復期は再発予防を目的に退院後に外来や通院リハビリテーションにて開始される．第Ⅲ相は，維持期であり，快適な生活や再発予防のための生活習慣の維持に向けて地域の運動施設や患者の生活の場において生涯を通じて行われる．

◎心リハの心不全への効果

心リハの効果について，特に運動療法においては，単に運動耐容能の改善のみではなく，労作時の呼吸困難や疲労感など日常労作における諸症状の改善によるQOL向上や，

表3　心不全に対する運動療法の効果

1. 運動耐容能		改善
2. 心臓への効果	a) 左室機能	安静時左室駆出率不変または軽度改善．運動時心拍出量増加反応改善．左室拡張早期機能改善
	b) 冠循環	冠動脈内皮機能改善，運動時心筋灌流改善，冠側副血行路増加
	c) 左室リモデリング	悪化させない（むしろ抑制），BNP低下
3. 末梢効果	a) 骨格筋	筋量増加，筋力増加，好気的代謝改善，抗酸化酵素発現増加
	b) 呼吸筋	機能改善
	c) 血管内皮	内皮依存性血管拡張反応改善，一酸化窒素合成酵素（eNOS）発現増加
4. 神経体液因子	a) 自律神経機能	交換神経活性抑制，副交感神経活性増大，心拍変動改善
	b) 換気応答	改善，呼吸中枢 CO_2 感受性改善
	c) 炎症マーカー	炎症性サイトカイン（TNF-α）低下，CRP低下
5. QOL		健康関連QOL改善
6. 長期予後		心不全入院減少，無事故生存率改善，総死亡率低下（メタアナリシス）

（日本循環器学会ほか編：心管疾患におけるリハビリテーションに関するガイドライン〔2012年改訂版〕．p.27. http://www.j-circ.or.jp/guideline/pdf/JCS2012_nohara_h.pdf[5] より）

高血圧，脂質異常症，糖尿病などの心血管危険因子の改善効果が予後の改善に寄与している．心リハは，まさに心不全ステージA・Bにある患者に対する心血管危険因子の改善と，これによる心疾患発症と心不全への進展を抑制するために有効な効果をもたらす．また，心不全に対してもその増悪による入院を減らし，総死亡，心臓死を減じて生命予後を改善することが報告されており（表3）[5]，心不全のリスクをもつ患者からすべての心不全の患者に導入されることが課題となる．

■セルフケア支援のコツ

心不全予防に向けたセルフケアと看護支援

先にも述べたように，心不全の予防には，適切な食習慣，適正な体重の維持，運動療法，節酒，受動喫煙も含めた禁煙，服薬開始後は服薬の遵守も含めた日常生活行動のセルフケアが重要となる．患者のセルフケアに向けては，①疾患やその進行が自身の健康や生活に及ぼす悪影響を受容できるよう支援すること，②予防に向けた行動変容の必要性を受容できるよう支援すること，③行動を開始できるよう支援すること，④行動を継続できるよう支援すること，が支援ポイントとなる．

しかし，看護師が必要性を伝えても患者がすぐに受け入れてくれるわけではない．「別に苦しくもないし……」「わかっているけど，なかなかね……」といった返答に，支援の難しさを感じている看護師も少なくないだろう．まさにセルフケアは，患者にとっても，

表4 心不全ステージごとの看護支援のポイント

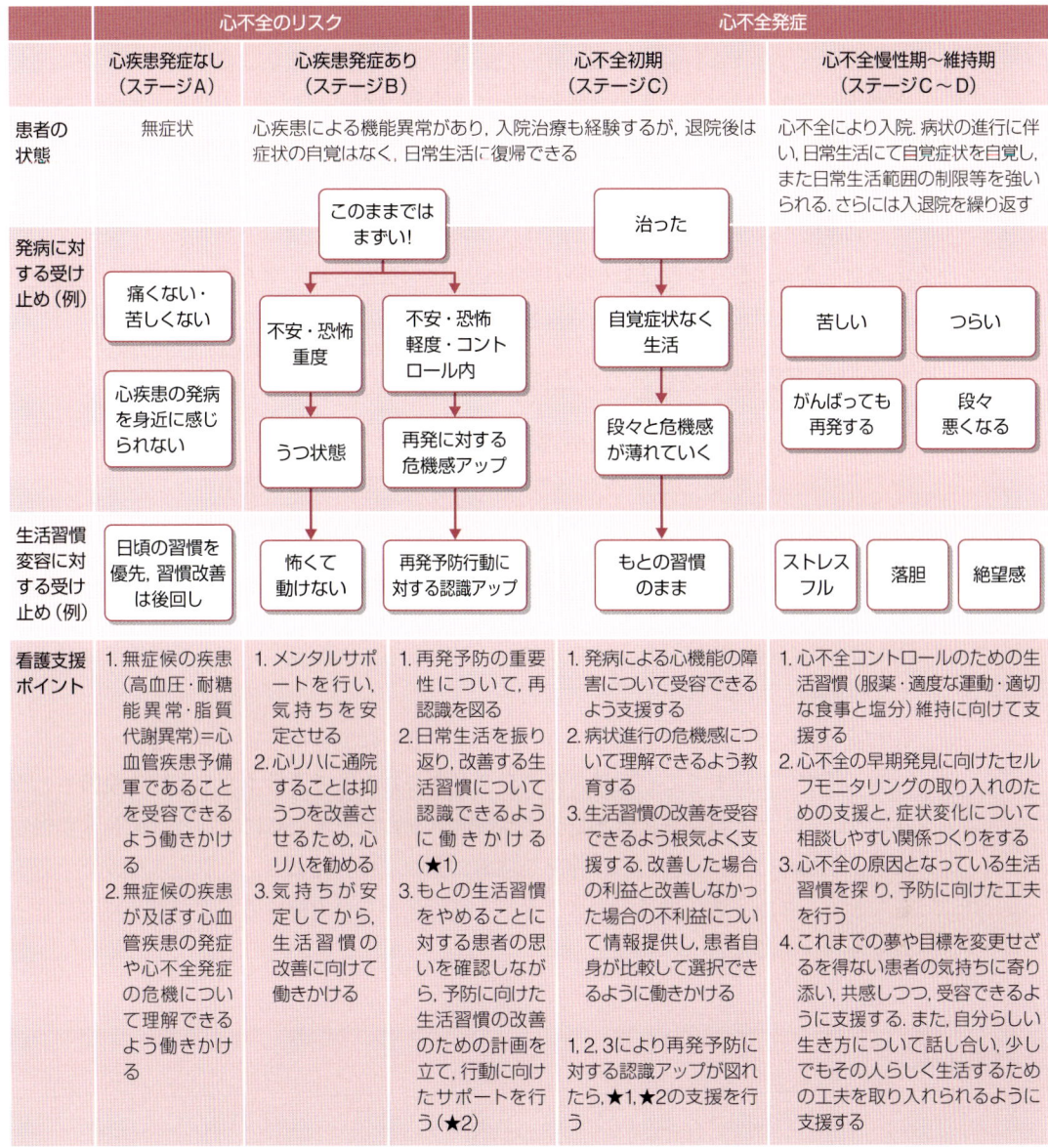

　支援する看護師にとっても,「言うは易し,行うは難し」ことであるといえる.
　表4に心不全の各ステージおいて,よく経験する「患者の反応」に対応する看護支援ポイントをまとめた.生活習慣の改善は,患者自身が必要と感じなければ行動に至らない.看護支援が一方通行にならないようにするためには,患者の発病に対する思い,生活習慣改善に対する受けとめの状態についてアセスメントし,患者の状態に合わせて支援を行っていくことが大切である.

生活習慣を変えるのは，なぜ難しいのか

　人の生活は様々な行動から成り立っている．この行動の根底には，その人自身の思いや価値が存在している．よいと思われることを行うか・行わないかにも，その人なりの理由が存在している．すなわち，行動を変えるということは，その人自身の価値やその人なりの理由を変えるということであるため，容易ではないといえる．したがって，私たち看護師が支援を行うときには，まずは患者がどのような思いや考えでいるかを受け止めたうえで，患者が生活との折り合いをつけながら，自分なりの生活習慣の整え方を見つけ，セルフケアできるように支援することを心がけることが必要である．

セルフケア支援に必要なコツとは

　セルフケア支援は，「その人の生活習慣＝こだわり」や「行動選択＝その人なりの理由」を十分に理解し共感したうえで，「生活習慣を変える＝新しい価値のほうが大切」と患者が思えるようにかかわること（動機づけ）から始まる．しかし，動機づけが成功しても行動に至るとは限らない．「わかっているのにできない」ことも多々ある．その，わかっているのにできないことにも「患者なりの理由＝行動の妨げ」があるため，その理由を探り，行動の妨げとなっていることに対応する方法を見つけて，行動を開始できるように相談していくことが大切である．

　看護師がいくら熱心に提案しても，患者が「それはできそうにない」と思っていれば，行動に移すことはできないため，患者自身が「なんとかできそうだ」という気持ちになるようにかかわることが，セルフケア支援のコツといえる．このコツは，実は人が健康に向かうための行動に関連した様々な理論に裏づけられており，これらの理論を学習することで，スムーズに患者のセルフケア支援の課題をひも解くことができ，患者に合った支援方法を導ける．

■おわりに

　心不全予防に向けたセルフケアは，患者を生命危機から守るのみでなく，QOLを維持し，その人らしく幸せに生活していくために重要である．人が生活習慣を変えることはそうたやすくできることではないが，看護師が健康や行動に関する諸理論を理解し，臨床に応用することでよりよい支援につながると考える．

　しかし，これらの理論を臨床で使いこなすのもそうたやすいことではない．著者の勤務する榊原記念病院では，本書2章の著者である松本千明氏が提案する「健康行動理論」を学習し，臨床に活用できるよう取り組んでいる．健康行動理論については詳細が2章で述べられているが，私たちが苦手意識を感じる諸理論についてわかりやすく紹介しているとともに，臨床で使用しやすいように8つのポイントを提案している．これらを理解し活用することにより，患者個々に合わせた支援の提案ができるようになりつつあると著者らは実感している．

看護師がこの理論を活用することで，多くの患者の健康行動の促進に働き，心血管疾患と心不全発症予防につなげることが期待できると考えている．

（角口亜希子）

● 引用文献
1) 厚生労働省：平成23年人口動態統計の概況. p.15-17. http://www.mhlw.go.jp/toukei/saikin/hw/jinkou/kakuteill/dl/ll-hy.pdf
2) 日本循環器学会ほか編：急性心不全治療ガイドライン（2011年改訂版）. p.7-12, 22-23, 29. http://www.j-circ.or.jp/guideline/pdf/JCS2011_izumi_h.pdf
3) 日本循環器学会ほか編：慢性心不全治療ガイドライン（2010年改訂版）. p.3, 17-20. http://www.j-circ.or.jp/guideline/pdf/JCS2010_matsuzaki_h.pdf
4) Hunt SA, et al.：ACC/AHA 2005 Guideline Update for the Diagnosis and Management of Chronic Heart Failure in the Adult：A Report of the American College of Cardiology/American Heart Assocoation Task Forse on Practice Guideline（Writing Committee to Update the 2001 Guidelines for the Evaluation and Management of Heart Failure）. Circulation 2005；112：e154-235.
5) 日本循環器学会ほか編：心管疾患におけるリハビリテーションに関するガイドライン（2012年改訂版）. p.7-22, 64-70. http://www.j-circ.or.jp/guideline/pdf/JCS2012_nohara_h.pdf

● 参考文献
1) 松本千明：医療・保健スタッフのための健康行動理論の基礎. 医歯薬出版；2002.
2) 松本千明：医療・保健スタッフのための健康行動理論 実践編. 医歯薬出版；2002.

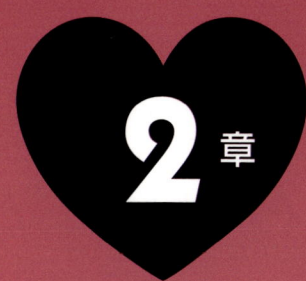

健康行動理論を理解する

健康行動理論はなぜ重要か

■はじめに

　たとえば心不全（再発）を予防するには，セルフケアが必要であり，そのためには，今までの生活習慣を変えるという行動変容が求められる．しかし，患者に対して心不全（再発）の予防のために行動変容を勧めても，すべての患者がやる気になって，行動変容するとは限らない．

　そのため心不全（再発）予防のためには，患者のやる気を引き出し，行動変容してもらい，その行動を維持してもらうような働きかけが必要になる．

■健康行動理論とは何か

　健康行動理論とは，次のように定義することができる．

　「どのような条件が満たされると人は行動変容に向けて，やる気になりやすくなるかを示したり，人の行動変容のプロセスを説明したりするもの」．

　これは，人が行動変容に向けてのやる気になるためには，いくつかの「やる気の条件」が満たされる必要があることを示している．

　行動変容を促して，やる気になる患者もいれば，なかなかやる気にならない患者もいる．このことを健康行動理論の面から説明すると，やる気になった患者は，その働きかけによって「やる気の条件」が満たされたと考えられる．一方，やる気にならなかった患者は，その働きかけでは「やる気の条件」が満たされなかったということである．

　それでは，どのような条件が満たされると，人は行動変容に向けてのやる気になりやすくなるのだろうか．

　それを示したのが健康行動理論である．代表的な健康行動理論を**表1**に示す．

表1　代表的な健康行動理論

①健康信念モデル
②社会的認知理論
③変化のステージモデル
④計画的行動理論
⑤ストレスとコーピング
⑥社会的支援
⑦コントロール所在

健康行動理論を学ぶメリット

健康行動理論を学ぶメリットとしては，以下の2つがあげられる．

- やる気を引き出すポイントがわかる
- スタッフ間で"共通の言葉"によってディスカッションできるようになる

やる気を引き出すポイントがわかる

健康行動理論を学ぶと，患者のやる気を引き出すポイントがわかるようになる．

具体的にいうと，患者のやる気を引き出すには行動変容のプロセスを理解した上で，「やる気の条件」を満たすような働きかけをすればよいということである．その意味で，健康行動理論は，患者のやる気を引き出すための"道しるべ"ということができる．

スタッフ間で"共通の言葉"によってディスカッションできるようになる

チーム医療の中で，患者に行動変容を促す働きかけについてディスカッションする場合，スタッフ間で健康行動理論が共有されると，ディスカッションを円滑に進めることができる．その結果，ディスカッションも深まりやすくなると考えられる．

〈松本千明〉

健康行動理論の基礎知識

ここでは，7つの代表的な健康行動理論について説明する．

■ 健康信念モデル

ローゼンストックやベッカーらの健康信念モデルでは，人が健康によい行動（健康行動）に向けて，やる気になる条件として，「危機感」と「バランス」の2つをあげている[1]．

危機感

危機感とは，「このままではまずい」という気持ちのことである．

人は「このままではまずい」という気持ちになって初めて，重い腰を上げて，健康行動に向けてやる気になると考えられる．

それでは，どうすれば人は「このままではまずい」という危機感を感じるのだろうか．

健康信念モデルでは，危機感を感じるには「可能性」と「重大さ」の2つを感じる必要があると考えている（図1）[1]．

- 可能性：病気（や合併症）になる可能性のこと
- 重大さ：病気（や合併症）になった場合の結果の重大さのこと

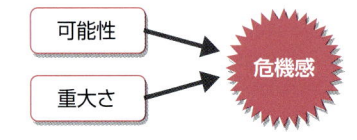

図1　危機感を感じるために必要な条件

つまり，人は，このままだと自分が病気になる可能性が高く，その病気になったら結果が重大であると感じると，「このままではまずい」という危機感を感じるということである．

たとえば，狭心症で喫煙者の患者が，喫煙について危機感を感じるには，次のように「可能性」と「重大さ」の2つを感じる必要がある（図2）．

- 可能性：このままたばこを吸い続けると，心筋梗塞になる可能性が高い
- 重大さ：心筋梗塞になったら大変なことになる

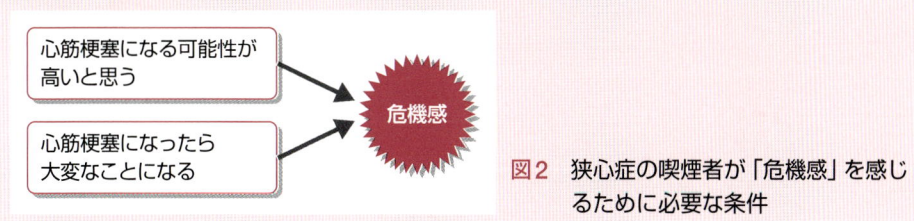

図2 狭心症の喫煙者が「危機感」を感じるために必要な条件

もしも狭心症で喫煙者の患者が，喫煙について危機感を感じていないとすれば，以下のどちらかか，または両方のような状況にあるといえる．

- 「可能性」を感じていない：たばこを吸い続けても，心筋梗塞になる可能性が高くなるとは思っていない
- 「重大さ」を感じていない：心筋梗塞になっても重大なことだとは思っていない

バランス

バランスとは，「メリット」と「デメリット」のバランスのことである（図3）．

- メリット：健康によい行動をすると，自分にどんなよいことが起こるかということ
- デメリット：健康によい行動をするうえで妨げになるもの

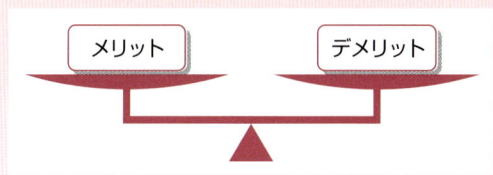

図3 メリットとデメリットのバランス

人は健康によい行動をすることの「メリット」と「デメリット」を比べた場合に，「メリット」のほうが大きいと思えばその行動に向けてのやる気になり，一方で「デメリット」のほうが大きいと思えばやる気になりにくいものと考えられる．

たとえば，狭心症で喫煙者の患者が，禁煙の「メリット」と「デメリット」について次のように考えていたとする（図4）．

- メリット：心筋梗塞になるリスクが減る
- デメリット：イライラする

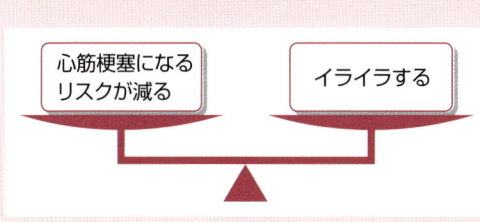

図4 狭心症の喫煙者の禁煙についてのメリットとデメリットのバランス

禁煙の「メリット」と「デメリット」を比べた場合に，本人にとって「メリット」のほうが大きいと思えば禁煙へ向けてのやる気が起きやすくなり，「デメリット」のほうが大きいと思えば禁煙へ向けてのやる気にはなりにくいということである．

そのため，健康信念モデルに基づいて狭心症患者に禁煙を勧める場合，以下のように行う．また，図1と図3を組み合わせると，健康信念モデルの簡略図となる（図5）．

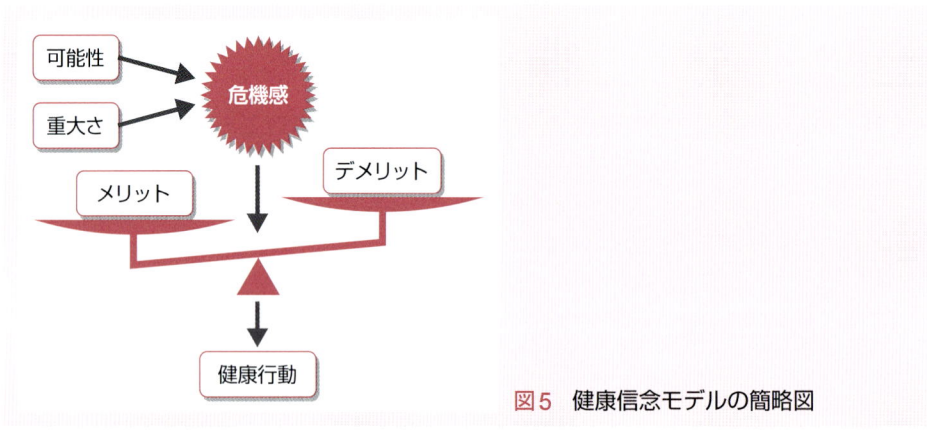

図5　健康信念モデルの簡略図

危機感を感じてもらう

「可能性」と「重大さ」の両方を感じてもらうようにする．

◎「可能性」の感じ方を強める

たばこを吸い続けると，心筋梗塞になる可能性が高くなることを示す．（「自分も心筋梗塞になるかもしれない」という気持ちになってもらう．）

◎「重大さ」の感じ方を強める

心筋梗塞になると，どれぐらい重大であるかを示す．（「心筋梗塞になったら大変だ」という気持になってもらう．）

ただし，患者によっては，危機感を抱かせる働きかけに対し，拒否反応を強く示したり，恐怖感を感じてしまったりする場合もあると思われる．そのため，危機感を感じてもらう働きかけは，患者の反応を見ながら注意して行う必要がある．

「メリット」のほうが「デメリット」よりも大きいと感じてもらう

◎禁煙の「メリット」を強調する

禁煙すると，心筋梗塞になるリスクが減ることを強調する．

◎禁煙の「デメリット」を減らす

患者が禁煙する上で，どんな「デメリット」を感じているかを調べ，それを減らすようにする．（たとえば，イライラするという「デメリット」を感じている場合は，ストレスマネジメントの方法を伝える．）

これらの「危機感」「可能性」「重大さ」「メリット」「デメリット」は専門用語では，そ

れぞれ以下のように表される．

専門用語を用いた健康信念モデルの簡略図は，図6[2)]のようになる．

- 危機感→脅威
- 可能性→罹患性
- 重大さ→重大性
- メリット→有益性
- デメリット→障害

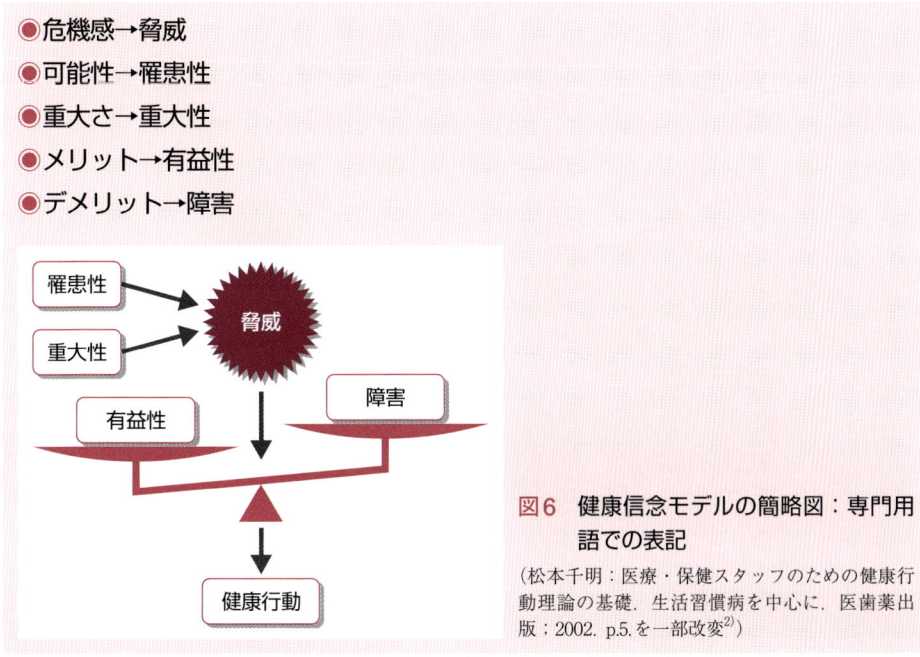

図6 健康信念モデルの簡略図：専門用語での表記

(松本千明：医療・保健スタッフのための健康行動理論の基礎．生活習慣病を中心に，医歯薬出版；2002. p.5.を一部改変[2)])

社会的認知理論

バンデューラの社会的認知理論では，やる気の条件として，以下の2つをあげている（図7）[3)]．

- 期待：ある行動をすれば，よい結果につながると思うこと
- 自信：その行動をうまくできるという自信があること

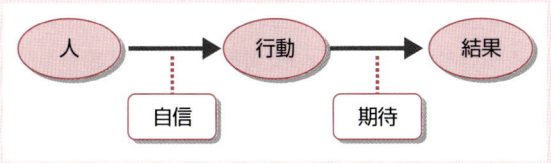

図7 社会的認知理論

これは，人はある行動をすればよい結果につながると「期待」し，それをうまくできそうだという「自信」があれば，その行動に向けてやる気になりやすくなるということである．逆に，その行動を行ってもよい結果につながるとは「期待」できなかったり，その行動をうまく行える「自信」が少なかったりすれば，その行動に向けてのやる気にはなりにくいと考えられる．

したがって，行動変容に向けてのやる気を引き出すには，「期待」と「自信」を高める働きかけを行えばよい．

たとえば，社会的認知理論に基づいて，心不全の患者に減塩を勧める場合，以下のように行う．

「期待」を高める

減塩すれば，心不全の悪化を防ぐことができることを，データなどを示しながら説明する．

「自信」を高める

ある行動への「自信」を高める働きかけとして，バンデューラは以下の4つをあげている[4]．

- 成功経験
- モデリング
- 言語的説得
- 生理的・情動的状態

◎成功経験
　自分で実際にやってみたらできたという経験のこと．これは「自信」のもととして最も強いと考えられる．

◎モデリング
　自分と似ていると思えるモデルとなる人が，その行動をうまく行うのを見たり聞いたりすること．それによって，「自分にもできそうだ」と思うこと．

◎言語的説得
　人から，「あなたなら，うまくできる」と言われること．

◎生理的・情動的状態
　ある行動を行うことによって，生理的・情動的な変化を感じること．

これらの4つに基づいた心不全の患者への減塩に向けての「自信」を高める働きかけは，以下のように行う．これらのうち主なものは，「成功経験」と「モデリング」であると考えられる．

◎成功経験
　減塩について，少しがんばれば達成できそうな目標を立ててもらい，それを達成してもらう．初めは小さな目標でも，達成できたという成功経験が「自信」につながると考えられる．「自信」が生まれれば，少しずつ減塩の目標を上げていくことも可能になる．
　成功経験は「自信」につながるが，逆に言うと，失敗経験は自信喪失につながりかねない．そのため，初めからあまり高い目標を立てて，「がんばったけれど，できなかった」という失敗経験をさせないようにすることが重要である．

◎モデリング

患者から見て，自分と似ていると思えるモデルを提示し，そのモデルが減塩をうまく行っていることを伝える．それにより，「あの人がうまくできるのなら，自分もうまくできるだろう」と思ってもらう．

◎言語的説得

患者に対し，「○○さんなら，減塩をうまく行えると思いますよ」と伝える．

ただし，この場合，説得者の言葉に説得力がないと効果は少ないと考えられる．

◎生理的・情動的状態

減塩を続けることで，当初感じていた味付けの物足りなさも，今は気にならなくなったというのであれば，それは減塩に身体が慣れてきた証拠であると伝える．

なお，「期待」と「自信」は，専門用語ではそれぞれ以下のように表される．専門用語を用いた社会的認知理論の簡略図は，図8[3]のようになる．

- 期待→結果期待
- 自信→効力信念（自己効力感：セルフ・エフィカシー）

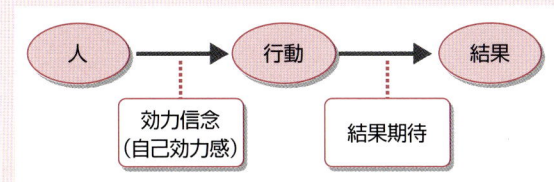

図8 社会的認知理論：専門用語での表記

(Bandura A：Self-efficacy—the exercise of control. WH Freeman and Company；1997. p.22.を一部改変[3])

■変化のステージモデル

プロチャスカからの変化のステージモデルでは，人が健康行動を行うようになり，それを続けていくプロセスを以下の5つのステージに分けて考える（図9）[5]．

- 無関心期：6か月以内に行動を変える気がない
- 関心期：6か月以内に行動を変える気がある
- 準備期：1か月以内に行動を変える気がある
- 行動期：行動を変えて6か月未満である
- 維持期：行動を変えて6か月以上である

図9 変化のステージモデル

(Prochaska JO, DiClemente CC：Stages and processes of self-change of smoking—toward an integrative model of change. Journal of Consulting and Clinical Psychology, 1983；51（3）：390-395.[5]より)

◎無関心期
　行動変容のメリットよりも，デメリットを強く感じている．情報不足や失敗経験が理由で，このステージにいる場合がある．「防衛的」「抵抗」「否定」などの反応を示す．

◎関心期
　行動変容のメリットとデメリットを同じぐらいに感じている．このステージに長くとどまりやすい．

◎準備期
　行動変容のデメリットよりも，メリットを強く感じている．行動計画を立てている．

◎行動期
　もとの習慣に戻ってしまうという「逆戻り」が起きやすい．

◎維持期
　維持期に入っても行動変容の途中であり，継続的な働きかけが必要である．

各ステージに合わせた働きかけ

　変化のステージモデルでは，患者に行動変容を促す場合，患者のステージに合った働きかけをすることが勧められる．

　患者のステージに合わせた働きかけについて，禁煙の研究から導き出された図が図10[6]である．

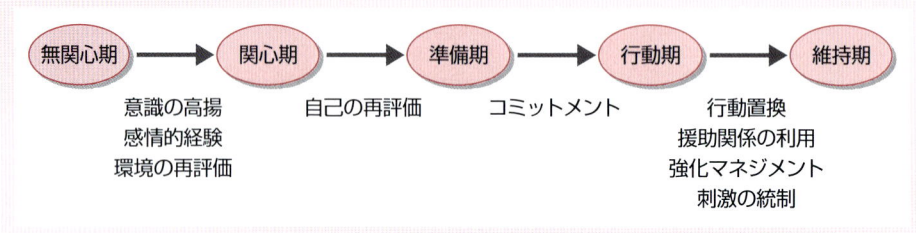

図10　変化のステージごとの働きかけ
（Prochaska JO, Redding CA, Evers KE：The transtheoretical model and stages of change. In. Glanz K, Rimer BK, Viswanath K, ediors：Health behavior and health education：theory, research, and practice. 4th ed. Jossey-Bass；2008. p.105.を一部改変[6]）

　以下に図10のそれぞれの働きかけについて，狭心症の患者に禁煙を勧める場合を例にして説明する．

◎「無関心期」の働きかけ
- **意識の高揚**：新しい情報などを提供して，患者の行動変容に向けての意識を高めること．
  例　禁煙の新しい治療薬について情報提供する．
- **感情的経験**：このままではまずいと感じてもらうこと．
  例　たばこを吸い続けると，どのような病気になりやすく，その病気になるとどれほど重大かを示す．
- **環境の再評価**：周りへの影響を考えてもらうこと．
  例　たばこを吸い続けると，家族にどんな影響があるのか，また禁煙すると家族にど

んな影響があるのかを考えてもらう．

◎「関心期」の働きかけ
- **自己の再評価**：自分への影響を考えてもらうこと．
  - 例　たばこを吸い続けて病気になっている自分をイメージしてもらったり，禁煙して健康になっている自分をイメージしてもらったりする．

◎「準備期」の働きかけ
- **コミットメント**：決意表明をしてもらうこと．
  - 例　何月何日から禁煙するということを，周りの人に宣言してもらう．

◎「行動期」と「維持期」の働きかけ
いったん禁煙したのにまた吸い始めてしまうという，「逆戻り」を予防することが目的になる．
- **行動置換**：不健康な行動を健康な行動に置き換えること．
  - 例　ストレスがかかったときに今まではたばこを吸っていたが，禁煙した後は，運動やリラクセーションで対処してもらう．
- **援助関係の利用**：周りからのサポートを活用してもらうこと．
  - 例　禁煙を続ける上で，家族や友人，医療スタッフなどからのサポートを活用してもらう．
- **強化マネジメント**：ほうびのこと．
  - 例　禁煙を1か月続けられたら，自分にこんなほうびをあげるとか，家族からこんなことをしてもらうと決めて，実行してもらう．
- **刺激の統制**：環境を整えること．
  - 例　禁煙した後は，ライターや灰皿を身近に置かないとか，「禁煙」と書いた紙を部屋に貼ってもらう．

■計画的行動理論

エイツェンの計画的行動理論では，人が健康によい行動に向けてやる気になるための条件として，以下の3つをあげている（図11）[7]．

- よいことだと思うこと
- 周りからの期待を感じること
- できそうだと思うこと

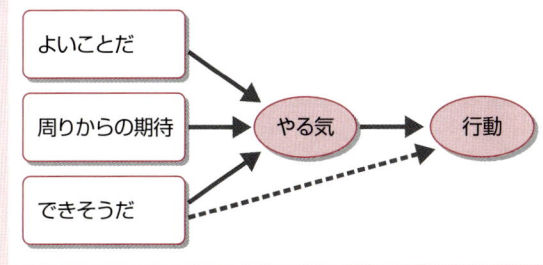

図11　計画的行動理論

よいことだと思うこと

その行動をすることをよいことだと思えばやる気につながり，よいことだと思えなければやる気にはなりにくいということである．

周りからの期待を感じること

自分にとって大事な人が，自分がその行動をすることを望んでいると思えばやる気につながり，望んでいると思わなければやる気にはなりにくいということである．

できそうだと思うこと

その行動をうまくできそうだと思えばやる気につながり，うまくできそうにないと思えばやる気にはなりにくいということである．

心不全患者に減塩を勧める場合の例

たとえば，計画的行動理論に基づいて，心不全の患者に減塩を勧める場合は，以下のように行う．

◎よいことだと思うこと

減塩をすると，心不全の悪化を防げることを示す．

◎周りからの期待を感じること

本人にとって大事な人が，本人が減塩をすることを望んでいるのではと伝える．

◎できそうだと思うこと

減塩をすることは難しくないというメッセージを伝える．

なお，「よいことだと思うこと」「周りからの期待を感じること」「できそうだと思うこと」「やる気」は，計画的行動理論の専門用語では，それぞれ以下のように表される．専門用語を用いた計画的行動理論の簡略図は，図12[8]のようになる．

- よいことだと思うこと→行動への態度
- 周りからの期待を感じること→主観的規範
- できそうだと思うこと→行動コントロール感
- やる気→行動意思

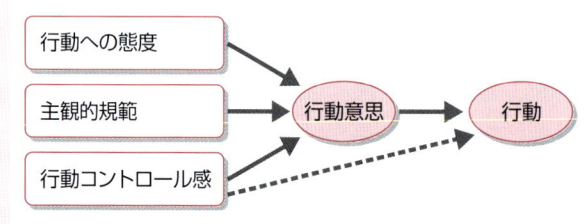

図12 計画的行動理論：専門用語での表記

（Ajzen I：Attitudes, personality, and behavior. 2nd ed. Open University Press；2005. p.118. を一部改変[8]）

■ストレスとコーピング

ストレスがかかった状態というのは，いったん変えた生活習慣が，もとの不健康な習慣に「逆戻り」しやすいといわれている．（たとえば，禁煙したのに，ストレスがかかってまたたばこを吸ってしまうといった場合．）

そのため，ストレスとうまくつき合うことが，変えた生活習慣を長続きさせて，やる気を維持する上で重要になる．

ストレスとうまくつき合ってもらうためのポイントとして，以下の2つがあげられる．

- とらえ方
- 対処の方法

とらえ方

とらえ方とは，ある事柄をどういうものとしてとらえるかということである．同じ事柄であっても，人によって強いストレスと感じる人もいれば，あまりストレスと感じない人もいる．その違いはどこから来るのかというと，その事柄をどうとらえるかということである．

とらえ方には，以下の2つの面からのとらえ方がある[9]．

- 一次評価
- 二次評価

◎一次評価
　その事柄は，自分にとってどのような性質のものだととらえるかというもの．（自分にとって「無関係である」「よいものである」「ストレスになりやすいものである」というように分けられる．）

◎二次評価
　その事柄を，どれぐらいうまく対処できると思うかというもの．

対処の方法（コーピング）

ストレスのもと（ストレッサー）にうまく対処しようとするコーピングは，大きく以下の2つにわけることができる[10]．

- 問題焦点コーピング
- 情動焦点コーピング

◎問題焦点コーピング

ストレッサーそのものに働きかけて対処しようとするもの．

例 職場の人間関係がストレッサーの場合，ストレッサーとなっている職場の上司や同僚，部下に対して直接働きかけて対処しようとすること．

◎情動焦点コーピング

ストレッサーそのものに働きかけるのではなく，ストレッサーに対する自分の考え方や感じ方を変えようとするもの．

例 職場の人間関係がストレッサーの場合，カラオケをして発散するなど．

狭心症患者へ働きかける場合の例

狭心症の患者で，職場の人間関係がストレッサーになって，禁煙していたたばこをまた吸い始めてしまった患者に対し，ストレスとコーピングの面から働きかけると，次のようになる．ストレスとコーピングを図に表すと，図13[11]のようになる．

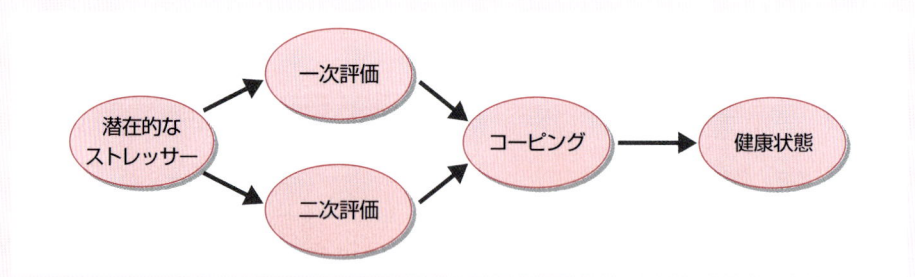

図13 ストレスとコーピング

（Glanz K, Schwartz MD：Stress, coping, and health behavior. In. Glanz K, Rimer BK, Viswanath K, editors：Health behavior and health education：theory, research, and practice. 4th ed. Jossey-Bass；2008. p.216.を一部改変[11]）

◎一次評価

職場の人間関係をストレスになりやすいものととらえるのではなく，仕事をしていく上で避けて通れない克服すべき課題だと思ってもらう．

◎二次評価

職場の人間関係をうまくやっていくためのコツをアドバイスし，何とかやっていけるという気持ちになってもらう．

◎コーピング

たばこを吸うというコーピングではなく，たとえば，ストレッサーになっている相手に対して直接働きかけてもらったり，たばこ以外の運動やリラクセーションなどの方法で対処してもらったりする．

■社会的支援

　社会的支援とは，周りの人から受ける支援のことで，「ソーシャルサポート」ともよばれる．
　一人で健康によい行動を始めて，一人で続けていける人もいるだろうが，周りの人からのいろいろなサポートを受けることで，やる気になりやすくなったり，変えた行動を続けやすくなったりすると考えられる．
　周りから受ける社会的支援の働きは，大きく以下の2つに分けることができる．

- セルフケアや治療行動を続けやすくする
- ストレッサーの影響を和らげる

　また，周りから受ける社会的支援は，大きく以下の2つに分けられる[12,13]．

- 気持ちのサポート
- 物のサポート

◎気持ちのサポート
　周りの人からの励ましや賞賛，慰めなどのサポートのこと．
◎物のサポート
　周りの人から受ける，具体的な形のあるサポートのこと．
　例 何かを貸してもらったり，手伝ってもらったり，情報提供を受けることなど．

狭心症患者の禁煙をサポートする場合の例

　社会的支援に基づいて，たとえば，狭心症の患者の禁煙をサポートする場合は，以下のように行う．
◎気持ちのサポート
　禁煙を続けていることに対して，励ましや賞賛を与える．
◎物のサポート
　禁煙を続ける上で役立つ情報を伝える．

　「気持ちのサポート」と「物のサポート」は，専門用語ではそれぞれ以下のように表される．

- 気持ちのサポート→情緒的サポート
- 物のサポート→手段的サポート

■コントロール所在

コントロール所在とは，健康状態を決める（コントロール）する場所がどこにあると考えるかをいう．コントロール所在は，大きく以下の2つに分けることができる[14, 15]．

- 内的コントロール所在
- 外的コントロール所在

内的コントロール所在

健康状態は自分の努力次第で決まると思う考え方．（つまり，健康状態をコントロールしている場所は，自分の中にあると考えること．）

外的コントロール所在

健康状態は，自分以外の強力な他者の力や運で決まると思う考え方．（つまり，健康状態をコントロールしている場所は，自分の外にあると考えること．）

セルフケアという点から考えると，内的コントロール所在の人のほうが，セルフケア行動に向けてのやる気になりやすいと考えられる．

心不全患者に減塩を勧める場合

コントロール所在に基づいて，たとえば，心不全の患者に減塩を勧める場合は，心不全が悪化するかどうかは，運次第ではなく，患者が減塩するかどうかに左右される部分があることを示す．

（松本千明）

●引用文献

1) Rosenstock IM：Historical origins of the heath belief model. Health Education Monographs. 1974；2（4）：328-335.
2) 松本千明：医療・保健スタッフのための健康行動理論の基礎．生活習慣病を中心に．医歯薬出版；2002. p.5.
3) Bandura A：Theoretical perspectives. In：Bandura A：Self-efficacy—the exercise of control. WH Freeman and Company；1997. p.1-35.
4) Bandura A：Sources of self-efficacy. In：Self-efficacy—the exercise of control. WH Freeman and Company；1997. p.79-115.
5) Prochaska JO, DiClemente CC：Stages and processes of self-change of smoking—toward an integrative model of change. Journal of Consulting and Clinical Psychology, 1983；51（3）：390-395.
6) Prochaska JO, Redding CA, Evers KE：The transtheoretical model and stages of change. In：Glanz K, Rimer BK, Viswanath K, editors：Health behavior and health education：theory, research, and practice. 4th ed. Jossey-Bass；2008. p.105.
7) Ajzen I：From intentions to actions：a theory of planned behavior. In：Ajzen I：Attitudes, person-

ality, and behavior. The Dorsey Press；1988. p.112-145.
 8）Ajzen I：Attitudes, personality, and behavior. 2nd ed. Open University Press；2005. p.118.
 9）Lazarus RS, Folkman S：Stress, appraisal, and coping. Springer；1984. 本明寛, 春木豊, 織田正美監訳：第2章 認知的評価のプロセス．ストレスの心理学：認知的評価と対処の研究．実務教育出版；1991. p.25-51.
10）Folkman S, Lazarus RS：An analysis of coping in a middle-aged community sample. Journal of Health and Social Behavior. 1980；21（3）：219-239.
11）Glanz K, Schwartz MD：Stress, coping, and health behavior. In：Glanz K, Rimer BK, Viswanath K, editors：Health behavior and health education：theory, research, and practice. 4th ed. Jossey-Bass；2008. p.216.
12）浦光博：支え合う人と人 ソーシャル・サポートの社会心理学．セレクション社会心理学8．サイエンス社；1992. p.58-61.
13）House JS：Work stress and social support. Reading. Addison-Wesley；1981.
14）Lefcourt HM：Social learning theory：a systematic approach to the study of perceived control. In：Lefcourt HM, editor, Locus of control：current trends in theory and research. 2nd ed. Lawrence Erlbaum Associates；1982. p.32-41.
15）Wallston KA, Wallston BS, Devellis R：Development of the multidimentional health locus of control（MHLC）scales. Health Education Monographs 1978；6（2）：160-170.

健康行動理論の臨床での応用法

　これまで，代表的な健康行動理論について基本的な説明を行ってきた．
　ここではこれらの健康行動理論をまとめた形で臨床に応用する方法を示したいと思う．

■やる気のための7つの条件

　いくつかの健康行動理論を見てみると，理論は違っていても似ている「やる気のための条件」があることがわかる．

　例　健康信念モデルの「有益性」，社会的認知理論の「結果期待」，計画的行動理論の「行動への態度」など．

　これまで述べてきた健康行動理論について，このように似た条件同士をまとめ，やる気のための条件をピックアップする．それらを日常用語で表すと，以下の7つにまとめることができる（図14）[1]．

● 「よい」「自信」「まずい」「妨げ」「ストレス」「サポート」「努力」

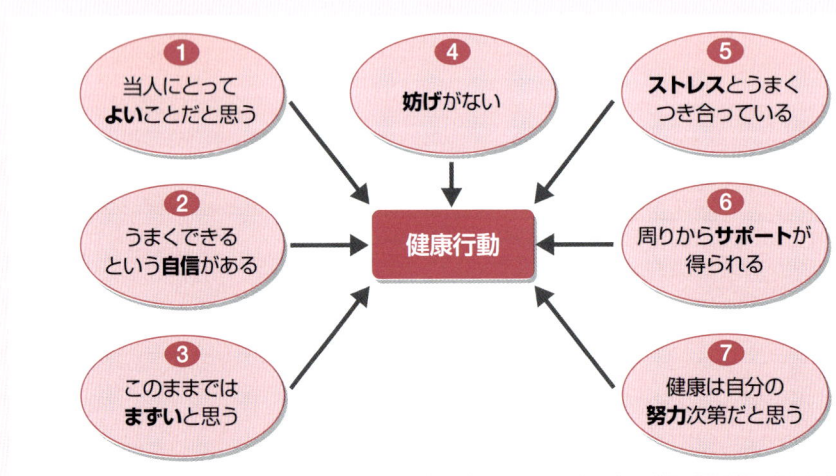

図14　やる気のための7つの条件

（松本千明：医療・保健スタッフのための健康行動理論 実践編．生活習慣病の予防と治療のために．医歯薬出版；2002．p.10．を一部改変[1]）．

それぞれの意味は，次のとおりである．

「よい」
その行動をすることをよいことだと思うこと．

「自信」
その行動をうまくできるという自信があること．

「まずい」
このままではまずいと思うこと．

「妨げ」
その行動をする上で妨げが少ないこと．

「ストレス」
ストレスとうまくつき合っていること．

「サポート」
その行動をする上で周りからサポートが得られること．

「努力」
健康は自分の努力次第だと思うこと．

さらにやる気を引き出す働きかけとして，変化のステージモデルに基づいて，患者のステージに合った働きかけも行う．

やる気の7つの条件と，ステージごとの働きかけをすることをまとめると，次のフレーズで表すことができる．

● 「よい自信，まずい妨げ，ストレスに，サポート受けて，努力のステージ」[1]

行動変容に向けてのやる気を引き出す働きかけを行う場合には，やる気の条件のうち，患者がどの条件を満たしているか，どの条件を満たしていないかを把握し，患者がまだ満たしていない条件を満たすように働きかける．

それとともに，患者のステージに合わせた働きかけを行う．

やる気のための条件を満たしているかを調べる

患者が，それぞれのやる気のための条件を満たしているかどうかを調べる場合は，次のように行う．

「よい」
その行動をすることをよいことだと思っているか．

「自信」
その行動をうまくできるという自信があるか.

「まずい」
このままではまずいと思っているか.

「妨げ」
その行動をする上で妨げが少ないか.

「ストレス」
ストレスとうまくつき合っているか.

「サポート」
その行動をする上で周りからサポートが得られるか.

「努力」
健康は自分の努力次第だと思っているか.

これに加えて,以下のように患者のステージ分類も行う.

「ステージ」
変化のステージモデルのどのステージにいるか.

やる気のための条件を満たす働きかけ

それぞれのやる気のための条件が満たされていない場合は,次のような働きかけを行う.

「よい」
その行動をすることをよいことだと思ってもらう.(その行動をすれば,よい結果につながることを示す.)

「自信」
その行動をうまくできるという自信をもってもらう.(成功経験とモデリングを活用する.)

「まずい」
このままではまずいと思ってもらう.(可能性と重大さを感じてもらう.)

「妨げ」
その行動をする上での妨げを減らす.

「ストレス」
ストレスとうまくつき合ってもらう.(とらえ方と対処の方法の面から働きかける.)

「サポート」
その行動をする上で周りからのサポートを活用してもらう．

「努力」
健康は自分の努力次第だと思ってもらう．

「ステージ」
それとともに，患者の「ステージ」に合わせた働きかけを行う．

■心不全患者に減塩を勧める場合の例

これらのやる気の条件を用いて心不全の患者に減塩を勧めるような場合は，以下のように行う．

「よい」
減塩をすれば心不全の悪化が防げることを伝える．

「自信」
減塩について，少しがんばれば達成できそうな目標を立てて，目標を達成してもらう．また，減塩をうまく行っているほかの患者の話をしたりする．

「まずい」
減塩をしないままだと心不全の悪化の「可能性」があることと，悪化した場合の「重大さ」を伝える．

「妨げ」
減塩をする上で妨げになりそうなことを調べ，それをできるだけ減らすようにする．

「ストレス」
とらえ方と対処の方法の面から働きかけて，ストレスとうまくつき合ってもらう．

「サポート」
減塩をする上で，家で調理をする人などからのサポートを活用してもらう．

「努力」
心不全が悪化するかどうかは，本人が減塩するかどうかに左右されることを示す．

「ステージ」
患者の減塩についてのステージに合わせて，働きかけを行う．

（松本千明）

● 引用文献
1) 松本千明：医療・保健スタッフのための健康行動理論 実践編．生活習慣病の予防と治療のために．医歯薬出版；2002. p.10-11.

3章

セルフケア支援の実際
~事例をとおして健康行動理論を身につける

事例1 狭心症で外来通院中の患者Aさん

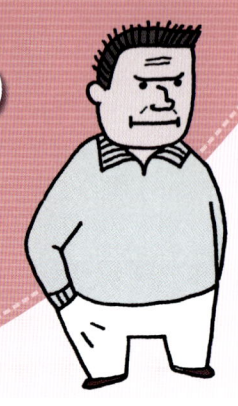

事例紹介

　59歳，男性．中学校体育教師をしており，家族は妻と2人暮らしで，子ども2人は独立し，別居している．飲酒は付き合い程度で月2～3回，日本酒をお猪口1杯飲む程度である．45歳まで20本/日，27年間の喫煙歴がある．

　50歳より，糖尿病，糖尿病性腎症，高血圧，高コレステロール血症，高尿酸血症，逆流性食道炎で内服治療中であった．昨年，労作で胸痛が出現し，頻度が増加したため，かかりつけ医より当院を紹介され，不安定狭心症の診断で救急入院となった．冠動脈造影検査の結果，左冠動脈前下行枝（LAD）#7に75％の狭窄を認めたため，冠動脈バルーン治療とステント植え込み術を行い，内服薬の調整と心臓リハビリテーション（以下，心リハ）を導入し，順調に経過した．看護師が退院後の通院心リハを勧めたが，「体育の教員なので自分でできると思う」と通院は希望せず，心肺運動負荷試験（CPX）を実施し，運動指導を受け，退院となった．

　退院後より，睡眠時無呼吸症候群による自宅での経鼻的持続陽圧呼吸療法（c-Pap）が導入されたため，外来で看護支援を行っていた．病気療養での休職に伴う精神的ストレスは感じていないようであるが，今回の狭心症による救急入院，甲状腺機能低下症と睡眠時無呼吸症候群の診断を受け，とまどっていると同時に，思うように減量が進まず，落ち込んでいる傾向にあった．

　CPXの結果は，持久力（AT）は基準値の53％，最高酸素摂取量は基準値の53％．運動処方は，目標心拍数95回/分，エルゴメーター30Wで30分，ウォーキング時速3.2kmで1日30分を毎日実施となっている．

■Aさんのこれまでの軌跡

ステージA
- 18歳～45歳
  - 喫煙20本/日
- 20歳～
  - バセドウ病（経過観察）
- 22歳～
  - 就職
  - 飲酒，体重増加
- 50歳～
  - 糖尿病，糖尿病性腎症，高血圧，高コレステロール血症，高尿酸血症
  - 内服治療にて経過観察

ステージB
- 58歳
  - 不安定狭心症：ステント植え込み術
  - 睡眠時無呼吸症候群：c-Pap導入
  - 甲状腺機能低下症：内服治療開始

ステージC

ステージD

糖尿病，高血圧，高コレステロール血症を指摘され，8年で狭心症を発症

■検査所見と治療内容

●バイタルサインと身体所見
血圧130/78 mmHg，心拍数60回/分，洞調律．
身長166.9 cm，体重80.6 kg，BMI 28.9 kg/m^2．

●血液データ

生化学検査	入院時	退院後1回目外来
AST（GOT）（アスパラギン酸アミノトランスフェラーゼ）	49 U/L	39 U/L
ALT（GPT）（アラニンアミノトランスフェラーゼ）	45 U/L	31 U/L
LDH（乳酸脱水素酵素）	318 U/L	177 U/L
ALP（アルカリフォスファターゼ）	267 U/L	203 U/L
γ-GTP（γグルタミルトランスペプチダーゼ）	195 U/L	145 U/L
UA（尿酸）	6.0 mg/dL	5.3 mg/dL
BS（血糖値）	263 mg/dL	264 mg/dL
HbA$_{1c}$（JDS）（ヘモグロビンA$_{1c}$）	7.9%	7.6%
TG（中性脂肪）	121 mg/dL	149 mg/dL
T-Cho（総コレステロール）	138 mg/dL	120 mg/dL
HDL-Cho（HDL-コレステロール）	41 mg/dL	43 mg/dL
LDL-Cho（LDL-コレステロール）	69 mg/dL	51 mg/dL
LDL/HDL	1.7	1.2

●胸部X線
縦隔問題なし，肺野問題なし，CTR 48%．

- 心エコー

  左室壁運動の低下なし，下大静脈拡大なし．

- 12誘導心電図

  洞調律，ST-T変化なし．

- 投薬内容

処方薬（商品名）	一般名	規格	量/日	用法
アマリール	グリメピリド	1 mg，錠	3錠/日	朝
クレストール	ロスバスタチンカルシウム	5 mg，錠	1錠/日	夕
コニール	ベニジピン塩酸塩	8 mg，錠	1錠/日	夕
ザイロリック	アロプリノール	100 mg，錠	1錠/日	夕
ジャヌビア	シタグリプチンリン酸塩水和物	50 mg，錠	1錠/日	夕
タケプロンOD	ランソプラゾール	15 mg，錠	2錠/日	夕
バイアスピリン	アスピリン	100 mg，錠	1錠/日	朝
フランドル	硝酸イソソルビド徐放剤	40 mg/枚，テープ	1枚/日	朝～夕
ブロプレス	カンデサルタンシレキセチル	4 mg，錠	1錠/日	夕
プラビックス	クロピドグレル硫酸塩	75 mg，錠	1錠/日	朝
メデット	メトホルミン塩酸塩	250 mg，錠	4錠/日	朝，夕
アーチスト	カルベジロール	10 mg，錠	2錠/日	朝
チラーヂンS	レボチロキシンナトリウム（T_4）水和物	12.5 μg，錠	1錠/日	朝

■ Meeting（Aさんとの会話）

👩 Aさん，体調はいかがですか？

👨 変わりないかな．でも，いろいろと病気がわかって驚いたよ．今度は睡眠時無呼吸症候群で機械を付けることになってさ，このままではまずいかな．

👩 今回の入院でいろいろな病気がわかって大変でしたね．どのようなことがまずいと思いますか．

👨 前からインシュリンを使うかどうかの瀬戸際だとは聞いていたけれど，糖尿病は悪いみたいだし．いろいろ大変になるなと思って．

👩 どのようなことが大変になると思いますか．

👨 食事とか生活かな．運動は仕事柄，自信があったし，糖尿病も血圧も薬を飲んでいたから大丈夫だと思っていたんだよ．自分なりに食事には気をつけていたしさ．でも，今度は心臓の病気でしょ．先生からも糖尿病と血圧は絶対悪くさせてはいけないと脅されちゃったから，何とかしないといけないと思って．

🧑‍⚕️ 今のままで大丈夫と思っていたみたいだけれど，やっと自分の現状を理解し始めて，まずい，何とかしなくちゃと思い始めているな．

🧑‍⚕️ どうして大丈夫だと思っていたんですか？

👨 今まで症状はなかったので，大丈夫だと思っていたからね．入院中に看護師さんに狭心症と高血圧が関係していると聞いて，いろいろ注意をしないといけないと思ったんだよね．

🧑‍⚕️ 生活習慣を見直そうと思っているみたいだから，具体的に何をしているのか聞いてみよう．

🧑‍⚕️ 退院後に取り入れていることはありますか．

👨 運動をしていいと言われたから，先月から散歩を始めたよ．血圧も体重も毎日測って，記録もしている．

🧑‍⚕️ さっそく，取り組み始めていますね．散歩はどのようにしていますか．

👨 言われたとおりに，ほぼ毎日30分くらい，ゆっくり歩いているよ．歩く時間と距離を伸ばしてもいいと言われたから，増やそうと思って．仕事に戻ったら，もっと身体を動かすし，仕事柄，運動に関してはわかっているから，大丈夫．できると思うよ．

🧑‍⚕️ 体育教師だし，運動は大丈夫そう．問題は食事なのかな．

🧑‍⚕️ 運動は続けていけそうですね．食事はいかがでしょうか．今日の栄養士の話はいかがでしたか．

👨 前に受けた栄養指導は食べ方の話だけで，カロリーのことは聞いていなかったから，驚いたな．1日1,600 kcalにしないといけないんだね．

🧑‍⚕️ 入院中の食事はどうでしたか．

👨 ご飯は多いと感じたけれど，おかずが足りなかったし，味も薄かった．塩分には気をつけていたけれど，やっぱり病院食は違うなと思ったよ．

🧑‍⚕️ 病院食と比較して，今の自分の食事に問題があると思ってくれているな．

🧑‍⚕️ 塩分6g以下ですから，薄いですよね．続けていけそうですか．

慣れたけれど，自然に少しずつ濃くなるんじゃないかと思うと自信がないな．でも，内容は大丈夫だと思う．野菜は苦手だけど妻が工夫してくれているから食べているし，退院後は夕食のご飯をなくしたから，今もそんなに食べていないと思う．入院していたときに栄養士さんから聞いた1,600 kcalで妻も作ってくれているし，今日も一緒に話を聞いたからさ．

塩分が心配なんですね．

でもさ，こんなに気をつけていて体重が減らないんだったら，食事も運動も意味がないんじゃないかな．なんで減らないのかな，そんなに食べてないんだよ．

> 本人は食事療法をちゃんとしているつもりだけど，塩分以外に問題があるんじゃないかな．

今日の体重80.6 kgで計算をすると，BMIは28.9，標準体重は61.2 kgでした．身長からみると多いですね．体重が減らないことに，何か思い当たることはありますか．

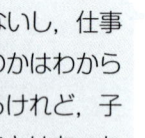

BMIか．今は休職中だから，ほとんど自宅で食べていて外食はないし，仕事のときは学校だから昼は給食．給食のカロリーがどのくらいなのかはわからない．ただ，子供たちとメニューと量が同じで多いと思っているけれど，子供の手前，残すのは気が引けるから，今までも無理して食べることはあったな．

そうですね，お酒はどうですか．

退院してから，飲んでないな．今までも時々，付き合いで飲みに行くこともあったけれどそんなに多くなかったし．でもね，今日，栄養士さんと話をしていて気がついたけれど，実は和菓子が好きで，お腹がすいたときに団子を3本くらい一気に食べることがある．それかな？

> やっぱり，細かく振り返ると食事内容に問題があるかもしれない．自覚してもらって，全体的に見直してもらうべきかな……．

それかもしれませんね．お団子を食べた後の食事は減らしていますか．

それがさ，減らしてなかったんだよ．やっぱりオーバーしていたよね．考えていなかったな．

少し食事内容を振り返る必要があるかもしれませんね，一緒に考えていきましょう．

■行動変容のためのアセスメント

❶ Aさんは，再発予防の行動をすることについて，どれくらいよいことだと思っているのでしょうか？

- 血圧も体重も毎日測って，記録もしている．
- （食事も）栄養士さんから聞いた1,600 kcalで妻も作ってくれているし，
- 運動をしていいと言われたから，先月から散歩を始めたよ．
- こんなに気をつけていて体重が減らないんだったら，食事も運動も意味がないんじゃないかな．

➡ 妻の食事を食べ，指示された運動をしたにもかかわらず，思うように体重が減らないことにより，食事制限や運動をすることが今後の自分にとって効果があるのか，意味のあることなのか，疑問に思っている．

❷ Aさんは，再発予防の行動をすることについて，どれくらい自信があるのでしょうか？

- 言われたとおりに，ほぼ毎日30分くらい，ゆっくり歩いているよ．歩く時間と距離を伸ばしてもいいと言われたから，増やそうと思って．仕事に戻ったら，もっと身体を動かすし，仕事柄，運動に関してはわかっているから大丈夫．できると思うよ．
- ご飯は多いと感じたけれど，おかずが足りなかったし，味も薄かった．塩分には気をつけていたけれど，やっぱり病院食は違うなと思ったよ．
- （薄味には）慣れたけれど，自然に少しずつ濃くなるんじゃないかと思うと自信がないな．でも，内容は大丈夫だと思う．野菜は苦手だけど妻が工夫してくれているから食べているし，退院後は夕食のご飯をなくしたから，今もそんなに食べていないと思う．入院していたときに栄養士さんから聞いた1,600 kcalで妻も作ってくれているし，今日も一緒に話を聞いたからさ．
- こんなに気をつけていて体重が減らないんだったら，食事も運動も意味がないんじゃないかな．

➡ 仕事柄，運動に関しては自主的な運動の希望が強く，運動処方に基づいて実践できる自信があり，効力信念は十分にある．しかし，食事療法については，病院食が思った以上に薄味であり，塩分制限の自信がない．また，思うように減量が進まず，食事と運動による結果期待が少ない状態である．

❸ Aさんは，今の自分の状況について，どれくらいまずいと思っているのでしょうか？

- いろいろと病気がわかって驚いたよ．今度は睡眠時無呼吸症候群で機械を付けることになってさ，このままではまずいかな．
- 前からインシュリンを使うかどうかの瀬戸際だとは聞いていたけれど，糖尿病は悪いみたいだし．いろいろ大変になるなと思って．
- 先生からも糖尿病と血圧は絶対悪くさせてはいけないと脅されちゃったから，何とかしないといけないと思って．
- 入院中に看護師さんに狭心症と高血圧が関係していると聞いて，いろいろ注意をしないといけないと思ったんだよね．

➡以前から糖尿病を指摘されており，今回の入院で狭心症と睡眠時無呼吸症候群の診断を受け，このままではよくないと感じている．入院時に受けた看護師からの生活指導や，医師からの助言で糖尿病と高血圧のコントロールが必要と感じ，危機感が高まっている．

❹ Aさんにとって，再発予防の行動を行う上で，妨げになっていることは何でしょうか？

- 今まで症状はなかったので，大丈夫だと思っていたからね．
- 給食のカロリーがどのくらいなのかはわからない．ただ，子供たちとメニューと量が同じで多いと思っているけれど，子供の手前，残すのは気が引けるから，今までも無理して食べることはあったな．
- 実は和菓子が好きで，お腹がすいたときに団子を3本くらい一気に食べることがある．
- やっぱりオーバーしていたよね．考えていなかったな．

➡妨げの要因として，自覚症状がなければ大丈夫という薄い危機感，給食の量は多いと感じながらも教師であることの体裁を保つために，自己の疾患を周囲へ告知し，理解と協力を得るといった働きかけを行っていない，和菓子好きで空腹時に団子を3本くらい一気に食べることがあり，間食分の食事を減らすといった自己の疾患と再発予防行動に関する認識が不足しているなど，セルフケア不足と考えられる．

❺ Aさんは，日頃どのようなことにストレスを感じているのでしょうか？

- こんなに気をつけていて体重が減らないんだったら，食事も運動も意味がないんじゃないかな．なんで減らないのかな，そんなに食べてないんだよ．
- 先生からも糖尿病と血圧は絶対悪くさせてはいけないと脅されちゃったから，何とかしないといけないと思って．

- 実は和菓子が好きで，お腹がすいたときに団子を3本くらい一気に食べることがある．

➡ 必要なのはわかっているが，食事療法と運動による減量が思うようにいっていない．そのため，だめだとわかっていても，甘いものを食べたりして，ストレスを解消している．

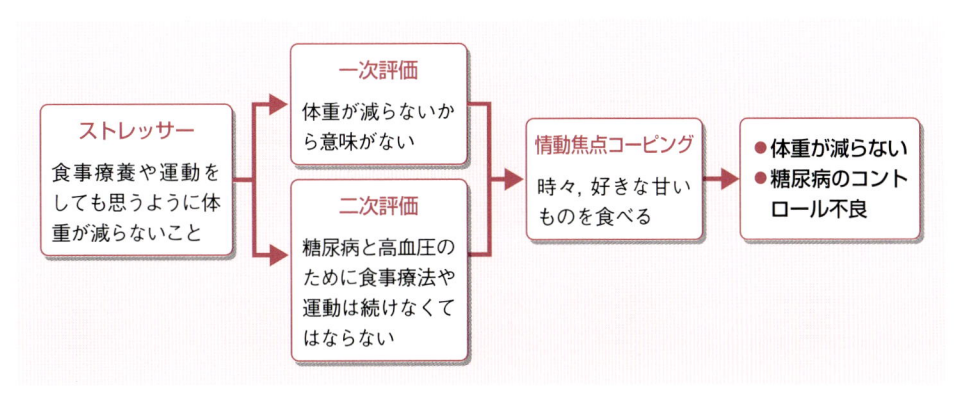

```
ストレッサー              一次評価
食事療養や運動を         体重が減らないから
しても思うように体      意味がない           情動焦点コーピング    ●体重が減らない
重が減らないこと                              時々，好きな甘い      ●糖尿病のコント
                         二次評価             ものを食べる           ロール不良
                         糖尿病と高血圧の
                         ために食事療法や
                         運動は続けなくて
                         はならない
```

■Aさんのストレスコーピングの状況

❻ Aさんは，再発予防の行動をする上で，周囲からどのくらいのサポートが受けられるでしょうか？

- 今は休職中だから，ほとんど自宅で食べていて外食はないし，
- 野菜は苦手だけど妻が工夫してくれているから食べているし，退院後は夕食のご飯をなくしたから，今もそんなに食べていないと思う．入院していたときに栄養士さんから聞いた1,600 kcalで妻も作ってくれているし，今日も一緒に話を聞いたからさ．

➡ 食事は妻が準備し，朝夕を自宅で摂取．栄養士からの説明を受けて，内容やカロリーに気をつけながら調理をしてくれている．妻からのサポートは快く受け入れている．職場の協力もあって現在は休職しており，自宅で療養に専念できるため，サポートを受けられている．

❼ Aさんは，健康は自分の行動（努力）によって決まるものだと，どれくらい思っているのでしょうか？

- 言われたとおりに，ほぼ毎日30分くらい，ゆっくり歩いているよ．歩く時間と距離を伸ばしてもいいと言われたから，増やそうと思って．
- 野菜は苦手だけど妻が工夫してくれているから食べているし，退院後は夕食のご飯をなくしたから，今もそんなに食べていないと思う．入院していたときに栄養士さんから聞いた1,600 kcalで妻も作ってくれているし，今日も一緒に話を聞いたからさ．
- 給食のカロリーがどのくらいなのかはわからない．

➡ 医師の指示に従って運動療法に取り組んでいる．食事療法については，自分はあまり

理解していなくても，妻の作った食事をそのまま食べており，外的コントロール所在と思われる．

❽ Aさんは，再発予防の行動をすることに対して，変化のステージモデルのどのステージにいるでしょうか？

- 先月から散歩を始めたよ．
- 言われたとおりに，ほぼ毎日30分くらい，ゆっくり歩いているよ．歩く時間と距離を伸ばしてもいいと言われたから，増やそうと思って．仕事に戻ったら，もっと身体を動かすし，仕事柄，運動に関してはわかっているから，大丈夫．できると思うよ．
- （食事も）栄養士さんから聞いた1,600 kcalで妻も作ってくれているし．
- 血圧も体重も毎日測って，記録もしている．
- 実は和菓子が好きで，お腹がすいたときに団子を3本くらい一気に食べることがある．
- やっぱりオーバーしていたよね．考えていなかったな．

➡ 運動療法は指示された内容で取り入れ，実践している．食事については正しい行動がとれているとはいえないが，意識をして取り入れようとしているので「行動期」と判断．

■介入方法の検討

　Aさんは，狭心症，高血圧，糖尿病，高コレステロール血症があるため，再発予防のための生活習慣の改善が必要である．冠危険因子の是正のための食事療法や運動療法を正しく認識し，取り入れることが課題となる．入院前から高血圧，糖尿病，高コレステロール血症で受診をしており治療や生活指導がされていたが，無症状であったため内服の継続と食事，運動に気をつければいいという解釈をして軽視していた．

　しかし，狭心症の診断で入院となった．入院中に指導を受け，運動療法や食事療法が必要なことへの認識が高まり，退院後より取り入れて実践している．ステージとしては行動期にあるが，運動療法や食事療法の正しい認識ができているか，指示された内容で運動療法が行われているかといった実践状況の確認が必要である．

　また，思ったように体重が減らないことから，食事療法や運動療法の必要性を疑問視し，前向きに取り組めていない状況と判断した．このままでは，結果期待がもてずにアドヒアランスの低下からセルフケアの中断も考えられる．疾患や食事療法の正しい知識を習得し，成功経験で自己確認してもらい，若干の変化でも好転内容を伝え，妻も交えて支援するスタイルで進める（表1）．また，食事に関する意識を高め，実践できることを目標に介入を行う．食事療法は自分にとってよいことだと思うこと，まだ休職中なので焦らずに散歩を継続し，体重減少については経過をみること，成功経験を自己確認し，食事療法と運動療法を継続する自信を高めることを支援する．

項目	評価	介入方法
よい	△	●再発予防行動である食事療法と運動療法について以下のような説明を行い，よいことだと認識してもらう． ①栄養士からの指導をもとに，食事療法の必要性と摂取カロリー（1,600Kcal）について ②医師からの運動処方時の説明をもとに，運動療法の必要性と運動内容について ●効果がない理由は，間違った食事療法をしている可能性があることを理解してもらう．
自信	△	●食事療法の中で塩分制限について自信がなく，思うように減量が進まず，食事と運動による結果期待が少ない． 1. 自己効力感をもち，継続できるように働きかける ①食事療法を取り入れている努力に，ねぎらいの声をかける ②食事療法に対する工夫を始めて間もないため，すぐには体重が減らないことは当然であり，焦らないように声をかけて励ます 2. 正しい理解のもと，減量につながる食行動を取れるように働きかける（表1） ①団子を摂取するなど，制限内のカロリーを超える行動があるため，改めて食事の摂取状況を振り返ることで，改善点が見つけられることを伝える ②今までの食事摂取状況を振り返るために，摂取内容を記録してもらい，カロリーオーバーになっているものを探し，制限する計画を立案する ③妻が実施している調理方法と献立を確認し，カロリーを下げる工夫ができるか，一緒に振り返り，その工夫を取り入れるよう働きかける ④食事の改善と運動の継続が，リスクファクターの改善や体重の減量につながることを伝え，焦らずに取り組むことを伝える
まずい	○	●Aさんは，このままではまずいと感じ始めているため，危機感が確実になるように，痛みなどの症状がなくても，リスクファクターを放置することは問題であることを認識してもらう． 1. 疾患と症状に関する説明 2. 再発予防行動である食事療法と運動療法についての説明 （運動療法は「よい」の項目，食事療法については「自信」の項目2を参照）
妨げ	×	●Aさんが自分にとっての有益性を高くもてるようになるためには，行動のプラス面が優位になるように社会的，環境的な支援を受けることが必要である．Aさんが自己の疾患を周囲へ告知し，理解と協力を得られるよう働きかけることを勧める． 1. 危機感の薄れに対しては，症状がなければ問題ないという認識を変えられるように，疾患と症状に対する理解を高めることが必要である 2. 教師という立場から体裁を保とうとする態度に対しては，生徒の前では食事を残せないという固定観念を取り除けるよう働きかける 周囲の人や生徒たちへ疾患と食事療法の必要性について説明し，協力を求めるよう勧める 3. 食行動への認識不足に対しては，正しい理解のもと食行動をとれるように，栄養士との面談で指摘された注意事項の理解状況を確認するとともに，継続して取り入れられるよう働きかける ①正しい理解のもと，減量につながる食行動をとれるように働きかける（「自信」の項目2を参照） ②今後の食事摂取状況も生活日誌に記録してもらい，受診の際の面談で，食行動の間違いを是正できるように働きかけていく ③継続して取り入れられるために，自己効力感をもてるよう働きかける（「自信」の項目1を参照）

項目	評価	介入方法
ストレス	△	● Aさんのストレッサーは「食事療法や運動をしても思うように体重が減らないこと」であるが，Aさんは間食に団子を食べるなどカロリーオーバーにつながる食行動をとっているにもかかわらず，自分では「ちゃんとやっている」と思っている．「食べ過ぎているから体重が減らない」という正しい認識ができるように働きかけていく． 1. 正しい理解のもと，減量につながる食行動をとれるように働きかける（「自信」の項目2を参照） 2. ストレスへの対処に関して働きかける 　思うようにいかないと感じたことも生活日誌に記載してもらい，面談時に確認していく
サポート受けて	○	● Aさんは，妻の支援が得られる環境にあるため，受診時は妻も交えて面談し，情報交換を行いながら，支援を進めていく．
努力の	×	● Aさんは，医師の指示に従って運動を行い，妻の作った食事を食べており，本来コンプライアンス行動に向いている．言われたとおりにしているにもかかわらず思うような結果が得られていない状態であるが，実は指示されたことを実施していないと自覚してもらうことが重要である．
ステージ	行動期	● Aさんは，今回の入院で疾患に対する危機感が高まり，入院中の栄養士や看護師の指導により運動療法と食事療法を取り入れている．しかし食行動については，指導内容が活かされず，間違った認識でカロリーオーバーをしている．食行動に対して3つの「妨げ」があり，これらを改善しないと行動の逆戻りにつながる可能性が高い． 1. 正しい理解のもと，減量につながる食行動をとれるように働きかける（「自信」の項目2を参照） 2. Aさんの3つの「妨げ」の改善に向けて働きかける（「妨げ」の項目1～3を参照）

表1　Aさんへのカロリーと塩分の自己管理についての説明項目と内容

項目	説明内容
1. カロリー制限の理解	① 1日の摂取カロリー制限（1,600 kcal）
2. 摂取カロリーの理解	① カロリー計算の方法 ② 食事メニューの構成 ③ 学校給食のカロリー（約600 kcal/食） ④ 学校給食の残すものの選定
3. 減塩の理解	① 塩分の摂取量（6 g以内/日） ② 調味料や加工食品などの塩分含有量と使用法 ③ 汁物や麺類は1食/日とする ④ 調理の段階ではなく，食べるときに味付けをする
4. 間食と体重の関係の理解と対処	① 160 kcal/日程度に抑える（団子は1本/1日） ② 間食時は当日の摂取カロリーから差し引くことを忘れずに行う ③ 生活日誌内の体重測定値記入欄の横に間食の内容と量を記載し，体重との関係性を確認する
5. カロリーや塩分の摂取量過多への対処	① 当日も含めて2日間くらいで摂取カロリーから差し引くことを忘れずに行い，調整する ② 生活日誌内の体重測定値記入欄の横に摂取量と内容を記載し，どのくらい摂取したかを自分で確認する

■まとめ

　Aさんは仕事柄，運動には自信があり，医師より指示された食事療法と運動療法を実践しているが，面談を行った際に，再発予防のセルフケア行動について正しい内容と方法で理解しておらず，有効な行動につながっていなかったことが明確になった．そのため，思うような結果が得られず，結果期待がもてないために，食事療法のアドヒアランスが低下し，セルフケアの中断も考えられた．そこで，健康行動理論を活用し，面談を通じて対話を詳細に分析することで，自己効力感を高め，受診行動を継続できるような支援につなげた．

　医療者は患者が行動変容できていない，または思うような結果が得られない場合，病識がない，もしくはとるべき行動を理解していないと考え，病態について教育をする，とるべき行動を指示するといった対処を行いがちである．しかし，生活支援においては，対話を詳細に分析することで患者を取り巻く環境と，患者のどの部分に働きかけるかを考慮し，実践可能な行動を提案し，指示していくことが重要である．

　Aさんはその後，半年間当院の外来に通院し，妻のサポートを受けながら，食事療法と運動療法を継続できた．体重は10kg減量でき，血糖値も安定し，復職した．復職を機会に通院先を近医へ移し，以降は狭心症の発作もなく，安定している．

（辻　孝子）

●参考文献
1) 木村譲：メタボリックシンドローム．心臓リハビリテーションに必要な病態の評価．循環器臨床サピア4　心臓リハビリテーション．中山書店；2010．p.104-106．
2) 松本千明：医療・保健スタッフのための健康行動理論の基礎．医歯薬出版；2002．p.17-37．
3) 沼田優子：栄養指導のポイント．循環器臨床サピア4　心臓リハビリテーション．中山書店；2010．p.1303-1305．
4) 大野加代子：栄養指導のポイント．循環器臨床サピア4　心臓リハビリテーション．中山書店；2010．p.306-322．

事例2 急性心筋梗塞を初めて発症した患者Bさん

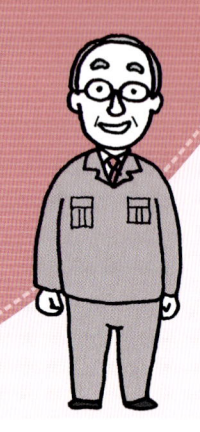

事例紹介

60歳，男性．妻，娘（大学3年生）との3人暮らし．仕事は自営業（建築業）を営んでいる．食事は朝・夕を妻がつくっていたが，週3回程度は外食しており，昼食は毎日外食していた．20歳から40年間，1日30本程度の喫煙歴がある．飲酒はほぼ毎日であり，仕事の付き合いでの飲酒の機会が多かった．趣味は海外旅行で，シュノーケリング，ゴルフをしていた．これまでに入院歴はなく，健康診断は年1回受けており，脂質異常を指摘されていたが，受診はしていなかった．

妻とのウォーキング中に冷汗を伴う突然の胸痛を発症し，妻が救急車を要請，CCUに搬送された．心電図上 aV_L，$V_{1\sim2}$ 誘導でST上昇を認め，急性心筋梗塞と診断され，緊急冠動脈造影検査を実施したところ，右冠動脈（RCA）100%，左冠動脈主管部（LMT）90%の狭窄を認めた．今回の責任病変はRCAと考え，RCAに経皮的冠動脈形成術（PCI）を実施し，ステント留置により0%に開通した．心筋逸脱酵素（CPK）は入室12時間後に508 U/Lまで上昇したが，著明な合併症もなく，24時間後にポータブルトイレ負荷テストを実施し，問題なく一般病棟に移動となった．

■Bさんのこれまでの軌跡

ステージA	ステージB	ステージC	ステージD
20歳〜 　喫煙（30本/日） 35歳〜 　会社の独立により多忙になり，食事は外食が増加．飲酒の機会も増加	58歳〜 　脂質異常症の診断 60歳〜 　心筋梗塞の診断		

検査所見と治療内容

●バイタルサインと身体所見

入院時血圧 128/92 mmHg，心拍数 68 回/分．

身長 164 cm，体重 62 kg，腹囲 78 cm，BMI 23 kg/m^2，筋肉質．

●血液データ

血液検査	値	生化学検査	値
WBC（白血球数）	7.0×10^3/μL	TP（総蛋白）	6.7 g/dL
RBC（赤血球数）	4.29×10^6/μL	CK（クレアチンキナーゼ）	70 U/L
Hb（ヘモグロビン）	13.7 g/dL	CK-MB（クレアチンキナーゼ MB 分画）	11 U/L
		Cr（クレアチニン）	1.13 mg/dL
		BUN（尿素窒素）	15.4 mg/dL
		TG（中性脂肪）	167 mg/dL
		HDL-Cho	29 mg/dL
		LDL-Cho	150 mg/dL
		HbA$_{1c}$（NGSP）（ヘモグロビン A$_{1c}$）	5.8%

●胸部 X 線

肺うっ血等の所見なし，CTR 50%．

●心エコー

左室駆出率（EF）57.8%，弁異常なし，下壁の運動低下あり．

●12 誘導心電図

入院時 aV$_L$，V$_{1～2}$ 誘導で ST 上昇あり．

●投薬内容

処方薬（商品名）	一般名	規格	量/日	用法
バイアスピリン	アスピリン	100 mg，錠	1錠/日	朝
プラビックス	クロピドグレル硫酸塩	75 mg，錠	1錠/日	朝
タケプロン	ランソプラゾール	15 mg，錠	1錠/日	朝
リピトール	アトルバスタチンカルシウム水和物	10 mg，錠	1錠/日	朝

Meeting（Bさんとの会話）

> Bさんは，今回の病気のことをどのように受け止めているのだろうか？ 初回の急性心筋梗塞（AMI）ということから，胸痛の恐怖心から疾患管理につなげることができないだろうか？

> 心筋梗塞を発症したときのことを覚えていますか？

初めてこんなに胸が痛くなって，病院に来たら心筋梗塞って言われて，驚いたよ．

心筋梗塞のときの胸の痛みは，覚えているのですね．

よく，覚えてるよ．でも，今は何の症状もないし，今の医療はすごいね．そんなに怖い病気じゃないんだなって実感したよ．

> 症状のことを覚えているなら，疾患について理解を深め，行動変容につなげることができるかもしれない．

今の医学は進んでいますよね．この病気のことは，医師から説明がありました？

心臓を栄養している血管がつまったって聞いたよ．

原因は何だと思います？

コレステロールが高いから，それが原因かなって，先生が言ってた．それで，妻も食事を変えると言ってたよ．でも続かないだろうね．だって，今は症状はないし，薬は飲むけれど，そこまでしなくても大丈夫でしょ？

> 禁煙と食事療法への介入ができるか聞いていこう．

心筋梗塞の予防のことを聞いたことがありますか？

聞いたことはあるけれど，それは重症な人だけでしょ？　野菜中心の食事とか，減塩の食事とか？　そこまでしなくてもいいんじゃないかな．

> 医学を信じていること，内服薬でコントロールできると考えていて，重症な人だけ関係がある（自分には関係ない）と考えているようだわ．

医師からは，生活習慣のことを何か言われませんでした？

あぁ，禁煙しろとか，食事を変えたほうがいいとか言ってたかな……難しいけれどね……．

難しいというのは，どれが一番難しいと考えていますか？

たばこはね，入院してから吸わなくなって，別に吸わなくてもいられるんだけれど，病院の食事はおいしいとも感じない．食事は大切なんだよね．楽しみというか．付き合いもあるから，無理かな．肉は大好きだし．

> たばこは，本当にどうにかなるのかな？

たばこの害は聞いたことがあります？

たばこにも書いてあるんだけど，肺の病気になるのは知ってるよ．でも，禁煙を勧めるってことは，心臓にも影響があるんでしょ？ 先生が言っていた．なんでよくないのかはわからないけれど．たばこの害は，肺だけじゃなくて，心臓にも影響があるって書けばいいのにね．一般人にはわからないよ．もう，たばこはやめるよ．

> たばこの害は，理解し始めている．でも，喫煙行動のきっかけによっては，やめられないかもしれない．

そうですね．なぜ，たばこを吸い始めたんですか？

なんでだろうね．最初はかっこつけたかったのかもね．でも，今はストレス解消かな……．会社のやつらもみんな吸うからね．今は仕事が大事なときだから，特にストレスがたまりやすいんだよ．仕事も減っている中で，遅れが出たりすると，半端ないストレスを感じる．社長として，社員を怒るだけじゃ仕事は進まないし，効率も下がるから．激励しながら，社員のストレスも考えて，飲みにつれて行ったり，工夫はしてるよ．

> ストレスの解消のために喫煙しているのか．

大変ですね．会社のストレスが多いのですか？

ストレスは仕事以外にはないね．だから，たばこもだけど，食べちゃうんだよな……．食べるとすっきりして，がんばろうって思える．

先ほど，会社の人も吸うとおっしゃってましたよね？

吸うよ，みんなね．副流煙もだめなら，全員でやめればいいな．社長が死んでもいいのかって言ってやる．それに社員の健康にもつながることを説教するよ．

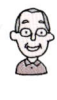

それはいい考えですね．禁煙はできそうですか？

大丈夫でしょ．会社のやつらにも言って，社内禁煙にするよ．会社のヤニもとれて，きれいになるでしょ．みんなで禁煙だ．

会社の人に，今回の病気のことを伝えることができればいいのですけど……．

それは大丈夫だよ．社長なんでね！

それなら，安心です．

> たばこは大丈夫だとしても，食事はBさんにとって一番のストレス解消であり，変えられないかな？

食事はどうですか？

うーん，食事は一番の楽しみだから，おいしいものをたらふく食べたいし，無理かな．それがストレス解消にもなるんだよね．それこそ，食事を変えるのはストレスになる．それに夕食は，ほとんど関連会社の付き合いなんだよ．自分だけ違うものにできないでしょ．相手にも気を遣わせるから言えないしね．付き合いは大事にしないと，仕事をもらえなくなるし，失業になっちゃうよね．

仕事のつきあいは大事ですよね……．

そうだね．社長として付き合いは大事にしているから．こういうことは人に任せずに自分でやるべきだと思っているから．心筋梗塞の再発を予防するっていう意味では，食事を変えることが必要なのかなとちょっと思うけれど，でも仕事が大事だし．ストレス解消もあるから無理だね．病院の食事は本当にきついよ．おいしいとも感じない．そんなのを続けるなんて無理だね．肉は大好きだし．

食事は変えられないですか……．

そりゃ，そんだけ言われれば，再発予防で変えないとだめなのかなって不安はあるよ．でも，禁煙するし，食事まで変えなきゃ絶対に生きられないとは思ってない．

> 食事に対する危機感はもってない．でも，仕事を重視しているからかな？ 病院の食事みたいのはだめと言いながらも，全量摂取できているし，仕事上での問題のほうが大きいのかもしれない．

■行動変容のためのアセスメント

❶ Bさんは，禁煙・食事療法をすることについて，どれくらいよいことだと思っているのでしょうか？

【禁煙】
- たばこにも書いてあるんだけど，肺の病気になるのは知ってるよ．でも，……心臓にも影響があるんでしょ？
- たばこの害は，肺だけじゃなくて，心臓にも影響があるって書けばいいのにね．

【食事療法】
- 心筋梗塞の再発を予防するっていう意味では，食事を変えることが必要かなとちょっと思うけれど，でも仕事が大事だし，ストレス解消もあるから無理だね．
- そりゃ，そんだけ言われれば，再発予防で変えないとだめなのかなって不安はあるよ．でも，禁煙するし，食事まで変えなきゃ絶対に生きられないとは思ってない．

➡ たばこの害は，肺のみと考えていたが，心臓にも影響することが理解できている．そのため，禁煙はよいことだと思っている．しかし，食事療法については，その必要性については理解しつつも，食事を変えることによるストレスのほうがB氏にとっては問題であり，それほどよいこととは思っていない．

❷ Bさんは，禁煙・食事療法をすることについて，どれくらい自信があるのでしょうか？

【禁煙】
- たばこはね，入院してから吸わなくなって，別に吸わなくてもいられるんだけど，
- 会社のやつらにも言って，社内禁煙にするよ．
- 社長なんでね！

【食事療法】
- 食事は一番の楽しみだから，おいしいものをたらふく食べたいし，無理かな．それがストレス解消にもなるんだよね．
- 病院の食事は本当にきついよ．おいしいとも感じない．そんなのを続けるなんて無理だね．
- 仕事が大事だし，ストレス解消もあるから無理だね．

➡ 今回，初めて禁煙をすることになったが，周囲への公表もできることや，喫煙環境そのものを改善することへの意欲もある．食事療法に関しては，食事がストレス解消になっており，無理と言っているため，自信はまったくなし．

❸ Bさんは，今の自分の状況について，どれくらいまずいと思っているのでしょうか？

【禁煙】
- 社長が死んでもいいのかって言ってやる．

【食事療法】
- 禁煙するし，食事まで変えなきゃ絶対に生きられないとは思ってない．

➡ 喫煙が心臓に影響すると聞き，喫煙により死ぬ可能性があると危機感をもっている．しかし，禁煙することで，食事まで改善する必要はないと考えており，このままの食事内容を続けることに危機感はもっていない．

❹ Bさんにとって，禁煙・食事療法をする上で，妨げになっていることは何でしょうか？

【禁煙】
- 今はストレス解消かな……．
- 会社のやつらもみんな吸うからね．

【食事療法】
- 病院の食事は本当にきついよ．おいしいとも感じない．そんなのを続けるなんて無理だね．肉は大好きだし．
- それに夕食は，ほとんど関連会社の付き合いなんだよ．自分だけ違うものにできないでしょ．相手に気を遣わせるから言えないしね．
- 付き合いは大事にしないと，仕事をもらえなくなるし，失業になっちゃうよね．
- 仕事が大事だし，ストレス解消もあるから，無理だね．

➡ 喫煙環境にあることは，禁煙の妨げになるかもしれない．
　食事に対するニードは高く，食事はストレス解消であり，仕事の付き合いにおいても重要なことと思っているため，食事習慣を変えることには妨げがある．

❺ Bさんは，日頃どのようなことにストレスを感じているのでしょうか？

- ほとんど関連会社の付き合いなんだよ．……付き合いは大事にしないと，仕事をもらえなくなるし，失業になっちゃうよね．
- 仕事が大事なときだから，特にストレスがたまりやすいんだよ．仕事も減っている中で，遅れが出たりすると，半端ないストレスを感じる．社長として，社員を怒るだけじゃ仕事は進まないし，効率も下がるから．激励しながら，社員のストレスも考えて，飲みにつれて行ったり，工夫はしてるよ．
- ストレスは仕事以外にはないね．

➡ Bさんは，仕事に対するストレスを抱えているが，そのストレスは自分ではどうにもならないと考えており，そのコーピングとして，おいしい食事を食べたり，喫煙行動をとったりしている．

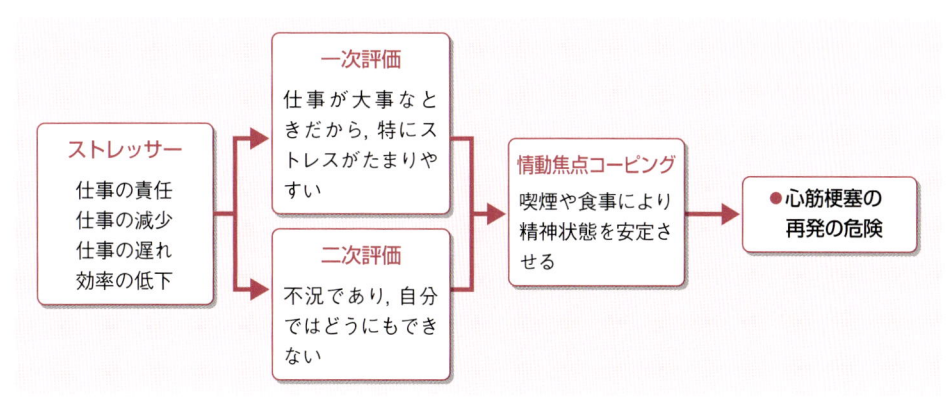

■Bさんのストレスコーピングの状況

```
ストレッサー          一次評価
仕事の責任          仕事が大事なと
仕事の減少          きだから，特にス
仕事の遅れ          トレスがたまりやすい
効率の低下                              情動焦点コーピング
                                      喫煙や食事により      心筋梗塞の
                    二次評価            精神状態を安定さ     再発の危険
                    不況であり，自分      せる
                    ではどうにもでき
                    ない
```

❻ Bさんは，禁煙・食事療法をする上で，周囲からどのくらいのサポートが受けられるでしょうか？

【禁煙】
- 会社のやつらにも言って，社内禁煙にするよ．
- みんなで禁煙だ．

【食事療法】
- コレステロールが高いから……それで，妻も食事を変えると言ってたよ．

➡ 禁煙に関しては，職場への公表ができれば，社員の協力は得られると考える．食事は，仕事の付き合い以外は妻のつくった食事を食べており，妻は食事を変えるつもりであるため，妻のサポートは受けられる．

❼ Bさんは，健康は自分の行動（努力）によって決まるものだと，どれくらい思っているのでしょうか？

- 社長として付き合いは大事にしているから．こういうことは人に任せずに自分でやるべきだと思っているから．

➡ 社長としての責任感があり，人に任せず自分でやるべきだと思っていることから，本来，自分の健康は自分の行動によって決まると思っている（内的コントロール所在）と考えられる．

❽ Bさんは，禁煙・食事療法をすることに対して，変化のステージモデルのどのステージにいるでしょうか？

【禁煙】
- たばこにも書いてあるんだけど，肺の病気になるのは知ってるよ．でも，禁煙を勧めるってことは，心臓にも影響があるんでしょ？

- たばこはね，入院してから吸わなくなって，別に吸わなくてもいられるんだけれど．
- 会社のやつらにも言って，社内禁煙にするよ．
- みんなで禁煙だ．

【食事療法】
- そりゃ，そんだけ言われれば，再発予防で変えないとだめなのかなって不安はあるよ．でも，禁煙するし，食事まで変えなきゃ絶対に生きられないとは思ってない．
- 食事は一番の楽しみだから，おいしいものをたらふく食べたいし，無理かな．それがストレス解消にもなるんだよね．

➡ 禁煙に関しては，たばこと心臓の関係もわかっており，喫煙の害を理解したことにより，社内禁煙にするという発言があることから，「準備期」であると考える．
食事に関しては，変えたほうがよいかもと思いつつ，食事を変えるとストレスになると思っており，近いうちに食事を変えるつもりはなく，「無関心期」である．

■介入方法の検討

ここまで，禁煙・食事療法に対するBさんの考えについて，「よい自信，まずい妨げ，ストレスに，サポート受けて，努力のステージ」というフレーズを使って健康行動理論の観点から評価してきた．次に，これらの評価を全体的にわかりやすくまとめて，どのように介入していくかを考える．禁煙・食事療法に対するアドヒアランスを高めるための働きかけの方法を考えていく．

項目	評価	介入方法
よい	【禁煙】○ 【食事】△	・LDL-Cho値が150 mg/dL，中性脂肪が167 mg/dLであり，コレステロールに対する薬の内服を開始しているが，食事療法も併用することにより，数値が改善することを説明する．
自信	【禁煙】○ 【食事】×	・食事に関しては，食事療法の結果に対する期待（結果期待）もなく，またできるという自信（効力信念）もない．食事療法の知識を補充しながら，Bさんの思いを聞いていき，関心期への移行を目指していく必要がある． ●POINT 食事療法に関しては，無関心期にあるため，具体的行動をするための働きかけではなく，考え方への働きかけが必要．
まずい	【禁煙】○ 【食事】×	・内服管理・禁煙をすることで再発予防はできると考えており，食事療法もしなくてはならないという認識が低い．脂質異常症は，再発のリスクを高めてしまうこと，食事を改善することで再発予防になることを理解してもらう．

項目	評価	介入方法
妨げ	【禁煙】△	●Bさんは建築業を経営しており，社員も喫煙しているため，禁煙に対しての妨げはある．しかし社長という立場であり，社内禁煙にするという発言もあるため，それを実施できるように支援する．
	【食事】×	●食事に関しては，仕事関連の付き合いがあり，食事療法の妨げになりやすい．また，周囲への公表もできないため，食事療法を継続するための環境を整えていく必要がある．現在の食事内容を聞き，Bさんの仕事量に合わせた具体的な食事内容の許容範囲を提示し，会社の付き合いをしながらでもできるよう食事の選択について提案していく．
ストレス	×	●Bさんは社長であり，仕事が減少しないように，効率を下げないように社会的役割を遂行しようとするプレッシャーがある．外的刺激に対してストレスフルであると評価できる．しかし，このストレッサーを処理できないため，喫煙・食事という情動焦点コーピングを行っている． ●食事は，仕事の減少を予防するための付き合いとして行っているため，仕事の付き合いをしながらでもできる食事の選択について提案していく．
サポート受けて	【禁煙】○ 【食事】○	●自宅では妻のつくった食事を食べており，妻への教育を行うことで自宅での食事療法は改善できる．妻は夫の身体を心配しているため，妻からも食事の改善を夫に勧めるよう，妻に働きかけていく．
努力の	○	●Bさんは，本来，自分の健康は自分の努力でと思っている人なので，仕事の付き合いに合わせた具体的な食事内容の許容範囲を提示し，付き合いをしながらでもできる食事の選択について提案していくことにより，自分で計画を立て，実践できるように働きかける．
ステージ	【喫煙】準備期 【食事】無関心期	●禁煙については，「社内禁煙にする」と言っているため，退院後早々に社内で決意表明できるように後押しする． ●食事療法に関しては，BMIは23で肥満ではないため，食事の量ではなく，内容を変更する必要がある．食事内容を自分で振り返ってもらい，それが今後に与える影響について，再度説明を行い，もう少し危機感をもってもらうことにより，食事療法への関心を高めてもらう．

■まとめ

　この事例では，Bさんの生活について情報収集し，生活改善の大変さを共感するとともに，少しだけ変える方法を伝えることで，行動変容のための前段階をサポートすることになった．行動変容することは大切だが，押しつけにならないように，一緒に考えることから始めると，患者の行動意欲は高まるのではないかと思う．

（仲田隆子）

事例 3 陳旧性心筋梗塞があり，再度心筋梗塞を発症し，心不全を合併した患者Cさん

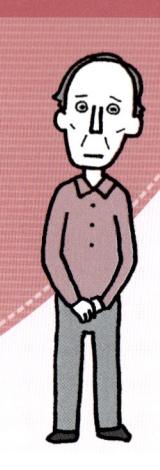

事例紹介

　54歳，男性．糖尿病，高血圧，高コレステロール血症の既往があり，内服加療中．50歳のときに心筋梗塞を発症し，左冠状動脈（LAD）にステント治療を行い，外来通院中である．退院後，胸部症状の自覚はなく経過しており，内服薬は飲んだり飲まなかったりしていた．また退院後には仕事量を減らしていたが，忙しくなって入院前以上に仕事量が増えてしまった．ここ最近，通勤時の坂道歩行や階段昇降の際に胸部に違和感を自覚していたが，忙しさから病院受診はしていなかった．

　今年の6月に入り，いつもどおりに出勤したところ，胸痛と息切れの自覚があり，休んでも胸痛が持続するため，救急車を要請し，CCUに入院となった．すぐに心電図，採血，エコー検査を行い，心筋梗塞と診断された．緊急冠動脈造影検査を施行したところ，右冠状動脈（RCA）に新たな狭窄が認められたため，ステント治療を施行した．さらにカテーテル後に心不全を合併したため，酸素，カルペリチド（hANP）の点滴が開始された．

　仕事は工事会社の事務をしている．家族は妻，社会人の娘と大学生の息子がいる．現在は妻と2人暮らし．50歳で心筋梗塞を発症してからは禁煙していたが，1年前よりたばこを毎日1箱近く吸っていた．食事も外食が多かった．

■ Cさんのこれまでの軌跡

ステージA
20歳〜
　喫煙（1日2箱以上）
42歳
　糖尿病，高血圧，高コレステロール血症
　内服加療開始

ステージB
50歳
　心筋梗塞
　LADにステント留置
　禁煙したが，3年後に再開
　食事療法開始

ステージC
54歳
　再度心筋梗塞を発症
　RCAにステント留置
　心不全も合併

ステージD

■ 検査所見と治療内容

- バイタルサインと身体所見

血圧 110/80 mmHg，心拍数 90 回/分，洞調律．
身長 170 cm，体重 70 kg，BMI 24.2 kg/m^2．

- 血液データ

HbA$_{1c}$（NGSP）（ヘモグロビン A$_{1c}$）	9.6 %
BS（血糖値）	236 mg/dL
CPK（クレアチンフォスフォキナーゼ，入室時）	3,082 U/L
CPK（3 時間後）	4,559 U/L
CPK（6 時間後）	4,011 U/L

- 胸部 X 線

両下肺野にうっ血像あり，CTR 58％．

- 心エコー

左室駆出率（EF）38％．下壁と心室中隔の壁運動低下．前壁中隔，心尖部，左室後壁は無収縮．
僧帽弁閉鎖不全症（MR）軽度あり．

- 12 誘導心電図（入院時）

Ⅰ，aV$_L$，V$_{4\sim6}$ 誘導で ST 低下．Ⅱ，Ⅲ，aV$_F$ で ST 上昇．

- 投薬内容

処方薬（商品名）	一般名	規格	量/日	用法
アーチスト	カルベジロール	2.5 mg，錠	4 錠/日	朝，夕
バイアスピリン	アスピリン	100 mg，錠	1 錠/日	朝
リピトール	アトルバスタチンカルシウム水和物	10 mg，錠	1 錠/日	夕
エパデール	イコサペント酸エチル（EPA）	300 mg，カプセル	6 カプセル/日	朝，昼，夕
グルコバイ	アカルボース	100 mg，錠	3 錠/日	朝・昼・夕食前

■ Meeting（Cさんとの会話）

Cさん，こんにちは．医師から，また心筋梗塞を起こして，心不全も合併していると聞いていると思いますが，どう思いましたか？

前に心筋梗塞を起こしたときに先生からいろいろ言われて，食事も気をつけてたし，たばこもやめて調子がよくなったから，治ったんだと思ってたよ．まさか，また心筋梗塞になるなんて思ってもみなかったね．

> 段々生活が乱れて，たばこも吸い始めてると聞いているけれど，自分ではちゃんとできていると思っているのかな？ 乱れているって自覚があるのかな？ 一つひとつ確認していこう．

いろいろと気をつけていたのですね．お食事はどんなところに気をつけていたのですか？

ずっと妻につくってもらって，野菜も多く摂るようにしてたよ．でも，最近は症状もなかったし，いろいろ忙しくて，外食が多くなっていたかもしれないね．

どのくらいの頻度で外食されていたのですか？

最近だとお昼はほぼ毎日かなぁ．夜も早く終わった日は家に帰ってから食べるけれど，遅く終わることが多いから，だいたい外食になっちゃってたかな．

外食のときのお食事の内容はどんなふうでしたか？

昼は早く仕事に戻らないといけないから，すぐ出てきて食べ終われる麺類が多いかな，ラーメンとか．夜は遅い時間に終わってお腹も減っているから，肉系が多かったかな．

> 食生活は乱れているな．内服はきちんとできていたのかな．

食事は外食が多くなって塩分や脂肪分が多くなっていたようですね．お薬は正しく飲めていましたか？

一応，持ち歩くようにはしているけれど，やっぱり飲み忘れちゃうことがあるよね．ここ最近は特に忙しくて，あまり飲めていなかったかもしれないね．

薬も忘れがちになっていたのですね．禁煙はいかがですか？ 継続できていますか？

退院してからはずっと吸ってなかったよ．でも，長年のくせっていうのは取れないね．仕事が忙しくてね．自分の仕事だけでも忙しいのに，下の面倒まで見なきゃいけなくて，立場上，仕方がないけどね．ストレスがたまっちゃって．気づいたら1年くらい前から吸うようになってたかな．家でたばこを吸うと妻に注意されるからそれもストレスで．最近は吸う本数も増えてたかもしれないね．でも，たばこを吸い始めてからも症状は出なかったし，ストレスも心臓には悪いみたいだからたばこは吸ってもいいのかなって思って．

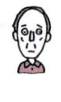

今回は退院されたら禁煙できそうですか？

入院中はたばこを吸ってないから，帰ってすぐは大丈夫だと思うけれど，仕事に戻ったら前みたいにまた吸っちゃいそうだよ．まだ，仕事の同僚たちはたばこを吸う人が多いし．でも，今回は呼吸もちょっと苦しかったから，たばこをたくさん吸っていたのがよくなかったのかな？　本数減らさないといけないね．

呼吸が苦しくなったのは急性心不全の症状です．前回のときよりも心臓の機能が低下していますが，これから気をつけていこうと考えていますか？

前より心臓の状態が悪くなっているって言われると，ちょっとまずいかなって思うけれど，今回もしっかり治療してもらったお陰で，今は全然苦しくないから，もう大丈夫なんでしょ？

> 再梗塞の要因が多くあるし，また心不全を起こして再入院となるリスクが高いな．Cさん自身は生活の乱れに問題意識をもてているのかな？

前に心筋梗塞を起こしたときも生活指導を受けたと思いますが，改めて最近の生活を振り返って，何か感じるところはありませんか？

薬を飲まなくなってから調子が悪くなってきたから，やっぱり薬を飲んでいなかったのがいけなかったかな．家でご飯を食べれば妻に「薬飲んだ？」って確認されるから飲み忘れることはないんだけれど，最近忙しくて，外食が多かったからね．やっぱり家でご飯を食べたほうがいいかな．外食続きで脂っこいものばっかりになっていたし．あとは，いつも先生にたばこはやめてって言われるから，たばこもよくないんだよね？

そうですね．Cさんは，禁煙をすることと食生活の改善，あとは薬をきちんと飲むことが再発予防に向けた今後の目標のようですね．取り入れていけそうですか？

前回も先生にいろいろ怖いことを言われて，このままじゃまずいと思って，禁煙とか食生活とか気をつけてちゃんとやっていたんだけどね．すっかり調子がよくなって症状も全然なくなったから，だんだん気にしなくなっちゃってね．今回も心臓の機能が落ちているって言われて，禁煙とか努力をしようとは思っているけれど，今の仕事の忙しさを考えると，禁煙や外食しない生活がずっと続けられるかわかんないなぁ……．

■行動変容のためのアセスメント

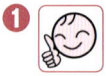

❶ Cさんは，禁煙・食生活の改善・確実な内服管理をすること（以下，再発予防に向けた行動）について，どれくらいよいことだと思っているのでしょうか？

- たばこを吸い始めてからも症状は出なかったし，ストレスも心臓には悪いみたいだからたばこは吸ってもいいのかなって思って．
- いつも先生にたばこはやめてって言われるから，たばこもよくないんだよね？
- 薬を飲まなくなってから調子が悪くなってきたから，やっぱり薬を飲んでいなかったのがいけなかったかな．
- やっぱり家でご飯を食べたほうがいいかな．外食続きで脂っこいものばっかりになっていたし．

➡ Cさんは，今回も症状がなければ大丈夫という思いから，たばこを吸う，好きなものを食べるという不摂生の生活，内服怠慢に陥ってしまっている．疾患の理解や再発予防に向けた行動をとる必要性は感じているものの，認識がうすく，十分な理解に至っているかは不確かである．そのため，疾患を理解し，再発予防に向けた行動をとるための意識づけが今後の課題である．

❷ Cさんは，再発予防に向けた行動をとることについて，どれくらい自信があるのでしょうか？

- 退院してからはずっと吸ってなかったよ．でも，長年のくせっていうのは取れないね．
- 入院中はたばこを吸ってないから，帰ってすぐは大丈夫だと思うけれど，仕事に戻ったら前みたいにまた吸っちゃいそうだよ．
- 今の仕事の忙しさを考えると，禁煙や外食しない生活がずっと続けられるかわかんないなぁ……．

➡ 禁煙や食生活の改善，薬を飲むことに関して，前回退院してから行えていたという成功経験があり，また入院中も禁煙できているので，退院後も禁煙できると思っている．しかし，長年しみついたくせや仕事の忙しさにより，長期的に継続して行う自信はあまりないといえる．

❸ Cさんは，今の自分の状況について，どれくらいまずいと思っているのでしょうか？

- 調子がよくなったから，治ったんだと思ってたよ．まさか，また心筋梗塞になるなんて思ってもみなかったね．

- 前より心臓の状態が悪くなっているって言われると，ちょっとまずいかなって思うけれど，今回もしっかり治療してもらったお陰で，今は全然苦しくないから，もう大丈夫なんでしょ？

➡ 前回心筋梗塞を起こしたが，治療をしたことで心臓は完治しているという思いがある．一方で，今回心不全を合併し，呼吸苦の出現もあったことから，前より病状が悪くなってしまっているという認識はあり，このままではまずいと思っているものの，治療をして症状もなくなったことから，完治したという思いもある．心筋梗塞を繰り返すことで心不全合併の危険が高くなり，生命を脅かされるといった認識は，今のCさんにはないといえる．このままの生活でも大丈夫と思ってしまっている．

❹ Cさんにとって，再発予防に向けた行動をとる上で，妨げとなっていることは何でしょうか？

- 最近は症状もなかったし，いろいろ忙しくて，外食が多くなっていたかもしれないね．
- ここ最近は特に忙しくて，あまり飲めていなかったかもしれないね．
- 長年のくせっていうのは取れないね．仕事が忙しくてね．自分の仕事だけでも忙しいのに，下の面倒まで見なきゃいけなくて，立場上，仕方がないけどね．ストレスがたまっちゃって．
- 調子がよくなったから，治ったんだと思ってたよ．
- 今回もしっかり治療してもらったお陰で，今は全然苦しくないから，もう大丈夫なんでしょ？
- 仕事の同僚たちはたばこを吸う人が多いし．

➡ Cさんは，仕事の忙しさから食生活が乱れ，内服薬の飲み忘れにつながったと考えられる．また，仕事の忙しさからストレスがたまり，そのストレス発散のためにたばこを吸い始めてしまったといえる．仕事の同僚にもたばこを吸う人が多いことから，環境的にも逆戻りしてしまいやすい状況である．Cさんは，症状がないことで完治している，大丈夫と思っていることから，今後も再発を繰り返し，心不全を合併するリスクが高い．病識が乏しいことも，Cさんにとって妨げとなっているといえる．

❺ Cさんは，日頃どのようなことにストレスを感じているのでしょうか？

- 仕事が忙しくてね．自分の仕事だけでも忙しいのに，下の面倒まで見なきゃいけなくて，立場上，仕方がないけどね．ストレスがたまっちゃって……．最近は吸う本数も増えてたかもしれないね．
- 気づいたら1年くらい前から吸うようになってたかな．
- 家でたばこを吸うと妻に注意されるからそれもストレスで．

➡️ Cさんは，仕事の忙しさと後輩指導をストレスと感じているが，後輩指導は立場上，仕方のないことであり，自分ではどうにもならないと評価しており，そのコーピングとして喫煙している．

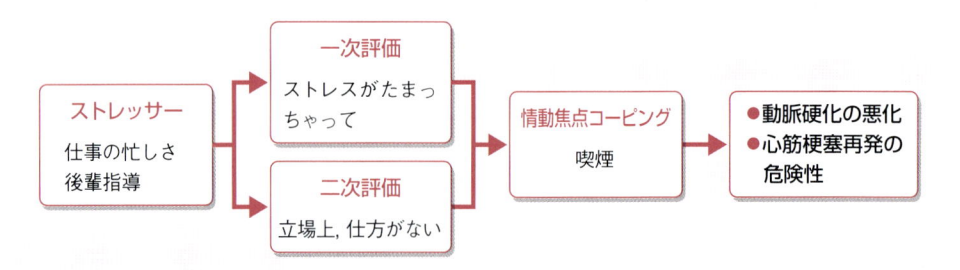

```
                ┌─ 一次評価 ─┐
                │ ストレスがたまっ │
                │ ちゃって     │
ストレッサー ───┤              ├─→ 情動焦点コーピング ─→ ●動脈硬化の悪化
仕事の忙しさ    │              │   喫煙                  ●心筋梗塞再発の
後輩指導        │ 二次評価     │                          危険性
                │ 立場上，仕方がない │
                └───────────┘
```

■ Cさんのストレスコーピングの状況

❻ Cさんは，再発予防に向けた行動をとる上で，周囲からどのくらいのサポートが受けられるでしょうか？

- 妻につくってもらって，野菜も多く摂るようにしてたよ．
- 家でたばこを吸うと妻に注意される

➡️ 前回入院した際，妻が栄養指導を受けて帰り，野菜中心の食事にしたり，喫煙時は注意をしてくれていることから，妻の協力が得られるといえる．

❼ Cさんは，健康は自分の行動（努力）によって決まるものだと，どれくらい思っているのでしょうか？

- 前より心臓の状態が悪くなっているって言われると，ちょっとまずいかなって思うけれど，今回もしっかり治療してもらったお陰で，今は全然苦しくないから，もう大丈夫なんでしょ？

➡️ Cさんは，前回の心筋梗塞発症の際に禁煙と食生活の改善を行ったにもかかわらず再発してしまったが，治療してもらったから大丈夫と思っており，自分で努力しなくてもよいと考える「外的コントロール所在」といえる．それに伴い，再発予防に向けた行動がとれなくなってしまうため，外的コントロール所在にある人の特徴に合わせた働きかけをしていくことが望ましいといえる．

❽ Cさんは，再発予防に向けた行動をとることに対して，変化のステージモデルのどのステージにいるでしょうか？

- 帰ってすぐは大丈夫だと思うけれど，仕事に戻ったら前みたいにまた吸っちゃいそうだよ．
- やっぱり薬を飲んでいなかったのがいけなかったのかな．

- やっぱり家でご飯を食べたほうがいいかな．

→ Cさんは，変化のステージモデルの「関心期」にいると考えられる．前回，退院後の生活において，禁煙や食生活の改善，内服管理に気をつけていたが継続できず，再度心筋梗塞を起こしてしまった．発症直後の現在は，喫煙や食事の乱れ，内服忘れが今回の状態を引き起こした要因であると理解できている．今回も忙しさから長期継続が困難という発言が聞かれるが，再発予防に向け，退院後より行動を変えようと思っているので，Cさんは関心期と考える．

■介入方法の検討

　4年前に心筋梗塞を起こしており，今回，再梗塞を発症，心不全も合併し，今後も心筋梗塞を起こす可能性は高い．心機能が38%と低下していることから，心不全も繰り返すことが予測される．そのため，心筋梗塞，心不全の再発予防に向けた生活を取り入れられるように介入していくことが必要である．

　現在，Cさんは関心期であり，再発予防に向けた生活を取り入れられそうだが，「Meeting」からは，Cさんは外的コントロール所在であり，また退院後に症状がなければ治ったという思い込みをしやすく，都合のよいほうに流される傾向がみられるため，逆戻りしてしまうことが懸念される．

　前回，忙しさやストレスから生活が乱れ，再発予防に向けた行動を維持することができなかったため，退院後，再発予防に向けた行動をとることに自信をもてない様子がうかがえる．そのため，言語的説得や代理的経験（モデリング）など，自己効力感を高める働きかけを行っていくことが効果的といえる．

項目	評価	介入方法
よい	△	●Cさんは，症状がなくなるとたばこを吸う，好きなものを食べる，内服怠慢になるという不摂生の生活をしてしまうため，症状がなくても再発予防に向けた行動をとる必要性があるという認識を強化させるかかわりをする． 【主治医からの病状説明】 Cさんは，症状がないと病気が治ったと思ってしまい，再発予防に向けた行動がとれなくなってしまうため，理解が深められるよう主治医の面接で，現在のCさんの心臓の機能は以前より低下していること，心不全を引き起こすことで生命への危険度が高くなることなど，心不全の怖さを説明してもらう． 【看護師からの指導】 心不全再発予防に向けたパンフレットを用いながら，特に，一度低下した心機能は戻らないことから，今までのような行動をとっていると，心不全を繰り返すリスクが高いため，再発予防に向けてセルフケアを行う必要がある，という内容の指導を実施する． 【集団講義受講の促し】 院内で行われている「心不全を引き起こさないために生活上で気をつけること」という集団講義を受講してもらう．そこで禁煙，食生活の改善，薬を確実に内服するという3項目が，今後のCさんの目標となることを共通理解とし，禁煙外来や栄養指導の再受講を勧める．また，薬の飲み忘れを防ぐため，薬の内服時間の変更についても主治医と相談する．

項目	評価	介入方法
自信	△	●初回の心筋梗塞を起こした際，退院後は禁煙していたが，禁煙が続かなかったことで，今回も非常に自信がないといえる．そのため，他者の成功経験を聞く場をもうけ，代理的経験をすることで，自己効力感を高める働きかけを行う． ●たばこの有害性を説明し，理解につなげる．そして禁煙外来の存在を知ってもらい，禁煙外来で成功した例をあげる．自分から禁煙外来に通いたいという思いを引き出すことが継続につながるため，Cさんが禁煙外来に興味をもつように誘導する． ●会社の同僚や周りにも自分が禁煙していることを公言し，流されない，逆戻りしない環境を作っていく．禁煙の意思はもっていても，仕事のストレスや環境に流されて喫煙してしまう可能性があるため，薬の服用など対処法を提案し，禁煙が成功できるよう励ましていく．
まずい	×	●Cさんは，現在の状況をまずいとは思っていないため，危機感をもってもらうかかわりが必要となる．Cさんは，糖尿病，高血圧，高コレステロール血症があり，心筋梗塞の再発リスクが高いことを，エビデンスを示しながら説明する．また，Cさんは心機能も低下しているため，心不全合併の可能性が高いこと，今回は迅速な治療がなされたため早期退院となるが，心筋梗塞，心不全は死に至る疾患であること，次回心不全を起こしたときのCさんの心臓の状態や予後などについて，具体的な数値を示しながら説明し，危機感をもってもらう．
妨げ	×	●Cさんは，今の仕事環境では食生活の改善は困難と考えられるため，弁当を持参したり，できるだけ帰宅してから食事を摂るなど，行動を変える必要がある．そのため，同僚や周りには食事に気をつけていることを公言し，外食の誘いなどといった妨げをなくすことにつなげる．また，会社の同僚には喫煙者が多く，Cさんが禁煙を始めても継続が困難であることが予測されるため，禁煙についても周りに公言し，禁煙に対する意思を強くもてるようにする． ●Cさんは与えられている仕事が多く，後輩指導など仕事熱心な面もあるため，仕事復帰後の仕事の負荷が懸念される．そのため，調子がよくなったとしても，仕事を抱え込まないように計画的に取り組むようアドバイスしていく．
ストレス	×	●一次評価，二次評価を変えられないか 　・Cさんは，仕事の忙しさや後輩指導に対してストレスがたまっている．仕事を変えることはできないが，自分が抱え込まないように会社の上司と相談し，仕事量を調整してもらうよう提案する． ●ストレッサーに対するコーピングの方法を変えることができないか 　・たばこを吸うことは有害であり，喫煙により心疾患の発症率が高くなることを伝え，コーピングの方法を変更する必要がある．たとえばシュガーレスのあめやガムを摂取する，音楽を聞く，近くの公園を散歩するなど，たばこではないストレス対処法の代替案を提案し，シミュレーションしてみる．
サポート受けて	○	●退院後も食事に気をつけてくれたり，喫煙も注意してくれるなど，妻からの支援が十分に行われているといえる．しかし，妻の注意がCさんにとってストレスとなっている部分もあるため，妻とも面談を行い，できていることは認める，ほめながら注意するなど，効果的な方法を提案していく．妻も不安やストレスを抱きやすくなっているため，面談のときには妻の思いを傾聴し，努力を認めたり，ねぎらいの言葉をかけるなど，妻の精神的サポートも行う． ●またCさんの食生活を考える上で，昼食について，妻の負担とならない形でお弁当を持参できないか相談していく．
努力の	×	●健康状態は良いも悪いもCさんの行動に左右されることを伝え，禁煙外来や心リハなど医療機関に定期的に通う習慣をつくり，また面談を行うことで刺激を与え，Cさん自身が逆戻りしない強固な意思をもてるようかかわっていく．さらに，健康データのちょっとした変化にも気づけるよう，セルフモニタリングの必要性を指導し，確立していく．

項目	評価	介入方法
ステージ	関心期	● Cさんは関心期にあり，退院後に行動を変える気持ちはあるものの，Cさんは症状がなくなると治ったと思ってしまう．その状態でアプローチをしても意味がないため，現在の状態は問題であり，症状がなくなっても心臓自体の機能は戻っていないことを認識してもらえるよう，Cさんに働きかけていく．行動を変える気持ちはあっても，様々な妨げにより自信がなくなってしまっており，長期継続が困難であるため，ほめたり励ましたりして自己効力感を高め，妨げに対する対処法を提案し，取り入れていく（「自信」の項を参照）． 生命にかかわる緊急時には，問題が生じていると気づくことができ，脅しのアプローチが有効に働くが，それは短期間しか効果を発揮しないので，長期的なアプローチを行うことが必要といえる．そのため，治療カテーテル後の確認カテーテルで半年後，1年後に入院した際は必ず面談を行い，行動習慣の見直しを行う．そこでがんばりを認め，今後の方向性について話し合う．また，外来にも情報を提供し，長期的にCさんと面談を行って，逆戻りの予防を図れるよう，病院全体でかかわっていくことが大事である．

まとめ

　本事例は，4年前に心筋梗塞を起こしており，退院後は再発予防に向けた行動がとれていたが，時間の経過とともに症状がなくなったことにより，その行動がとれなくなり，心筋梗塞を再発し，心不全を合併したケースである．心筋梗塞を起こした直後は危機感をもち，禁煙や食生活の改善などの努力をしていたと考えられるが，だんだんともとの生活に戻っていく中で，仕事のストレスからたばこを吸い始め，食生活が乱れ，また内服をしなくても症状が出ることがなかったこと，普通に生活できたことで，危機感がうすれ，再発予防に向けた行動がとれなくなったと考えられる．

　多くの患者は，時間が経過し，症状がなくなると，「もう治った！　大丈夫！」と思いがちである．また，病気よりも仕事や家庭が優先され，再発予防に向けた行動が後回しになりがちである．このようなことから，退院後も外来と連携を図り，面談を行って，日常の生活習慣，セルフモニタリングの確認や逆戻りしないためのサポートが重要といえる．

（宇津宮淑絵）

事例4 拡張型心筋症で初回入院の患者Dさん

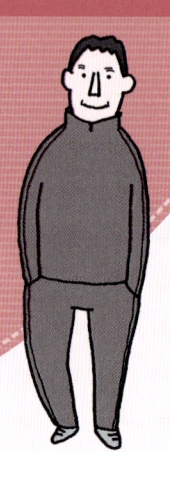

事例紹介

　48歳，男性．家族は妻と，8歳と6歳の子ども2人である．DさんはシステムエンジニアとしてAA，忙しく働いているが，幼少期からスポーツが好きで，様々なスポーツ経験があり，サッカーの練習や少年サッカーのコーチなど，仕事が休みのときにはスポーツをする習慣があった．飲酒は付き合い程度で，喫煙歴はなく，健康には自信があった．職場の健康診断は必ず受診しており，大きな問題は指摘されていなかったが，40歳過ぎより，昇進に伴う立場の変化なども含め，多忙のためにサッカーをする時間が減少しており，以前に比べて体重が増えてきたことや，おなか周りのぜい肉が気になるようになっていた．

　多忙が続いていた昨年の冬に，咳が止まらなくなり，息苦しさを自覚することがあった．風邪だと思い近医を受診したところ，咳止めを処方された．服薬しているうちに次第に症状が落ち着いたため，仕事による疲労がたまっているせいだと考え，それ以上の精査はしなかった．

　今年2月，久しぶりにサッカーをするために準備運動をしていたところ，突然呼吸困難感が出現し，休憩しても症状は軽減せず増悪したため，救急車を要請．心不全の診断（心筋症疑い）で，即日入院となった．安静を保持し，カルペリチド（hANP），ドブタミン（DOB）の持続点滴と利尿薬の内服を開始し，非侵襲的陽圧換気療法（NPPV）を導入して酸素飽和度（SpO_2）98％を保持するようにした．その結果，自覚症状は改善し，酸素カニューレ2L/分に変更となり，SpO_2 97％が保持される状態となった．しかし，胸部X線所見上，うっ血の改善が乏しく，体重減少も乏しいため，バソプレシンV_2受容体拮抗薬サムスカ®の内服開始となった．

Dさんのこれまでの軌跡

ステージA	ステージB	ステージC	ステージD
職場の検診受診では問題なし 喫煙歴なし 30歳代 　体重は65kg 40歳頃～ 　徐々に体重増加		48歳 　準備運動中に呼吸困難感出現 　心不全で入院 　後に拡張型心筋症の確定診断を受ける	

検査所見と治療内容

● バイタルサインと身体所見

血圧 128/92 mmHg，心拍数 106 回/分，洞調律．

呼吸数 26 回/分，酸素飽和度（SpO_2）：88％．末梢冷感軽度あり，浮腫なし，呼吸困難感あり．

身長 178 cm，体重は入院時 75.6 kg，入院 7 日目 73.8 kg．入院 7 日目の BMI 23.3 kg/m²．

● 血液データ

【入院時】

血液検査	値	生化学検査	値
WBC（白血球数）	$9.4×10^3/μL$	NT-pro BNP	3,447.0 pg/mL
Hb（ヘモグロビン）	13.3 g/dL	Na	137 mEq/L

【入院7日目】

生化学検査	値
Na	143 mEq/L

● 胸部X線（入院時）

肺うっ血，胸水あり．上肺野の血管陰影あり，CTR 62％．

● 心エコー（入院時）

EF（左室駆出率）22％．全周性の壁運動低下あり．

● 12 誘導心電図

洞調律，ST 変化なし，不整脈なし．

● 投薬内容

処方薬（商品名）	一般名	規格	量/日	用法
アルダクトンA	スピロノラクトン	25 mg，錠	1錠/日	朝
ラシックス	フロセミド	40 mg，錠	1錠/日	朝
サムスカ	トルバプタン	7.5 mg，錠	1錠/日	朝

■Meeting（Dさんとの会話）

　Dさんは心機能に見合った活動制限をする必要がある．そのためにも，これまでの生活やストレス解消方法，運動習慣について話を聞くことにした．

🧑‍⚕️ Dさん，最近の調子はいかがですか？

👨 だいぶ楽に動けるようになってきました．少し前は病棟内を歩いただけでも，疲れて息がきれていました．

🧑‍⚕️ 少しの運動で疲れるのは，心臓にとって負担になっているサインなんですよ．

👨 心臓も筋肉でできているって聞きました．運動をして鍛えれば，またもとのように運動できますか？

🧑‍⚕️ ┄┄┄┄┄┄┄┄┄┄┄┄┄┄┄┄┄┄┄┄┄┄┄┄┄┄┄┄┄┄┄┄┄┄
　　Dさんは運動することで，心臓も鍛えられると思っているんだ……．
　　これまでDさんは，どのような健康行動をとっていたのだろう……．
　　┄┄┄┄┄┄┄┄┄┄┄┄┄┄┄┄┄┄┄┄┄┄┄┄┄┄┄┄┄┄┄┄┄┄

🧑‍⚕️ Dさんは，今まで大きな病気をしていないんですよね．健康のために，何か意識していたことはあるのですか？

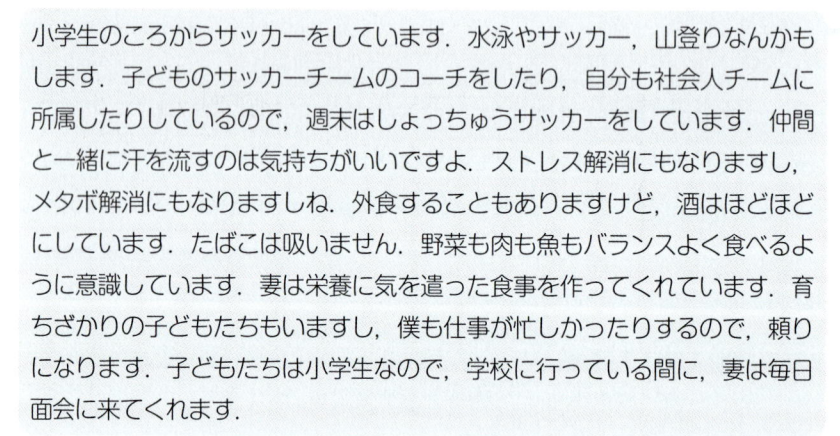

👨 小学生のころからサッカーをしています．水泳やサッカー，山登りなんかもします．子どものサッカーチームのコーチをしたり，自分も社会人チームに所属したりしているので，週末はしょっちゅうサッカーをしています．仲間と一緒に汗を流すのは気持ちがいいですよ．ストレス解消にもなりますし，メタボ解消にもなりますしね．外食することもありますけど，酒はほどほどにしています．たばこは吸いません．野菜も肉も魚もバランスよく食べるように意識しています．妻は栄養に気を遣った食事を作ってくれています．育ちざかりの子どもたちもいますし，僕も仕事が忙しかったりするので，頼りになります．子どもたちは小学生なので，学校に行っている間に，妻は毎日面会に来てくれます．

🧑‍⚕️ ┄┄┄┄┄┄┄┄┄┄┄┄┄┄┄┄┄┄┄┄┄┄┄┄┄┄┄┄┄┄┄┄┄┄
　　幼いころから運動習慣があって，食事や飲酒などにも気をつけているな……．
　　┄┄┄┄┄┄┄┄┄┄┄┄┄┄┄┄┄┄┄┄┄┄┄┄┄┄┄┄┄┄┄┄┄┄

🧑‍⚕️ 運動に，食事に，いろいろなことに気をつけて生活していらっしゃいますね．

👨 ただ運動することが好きなんですよ．最近忙しくて，サッカーができないことが多かったんです．そうしたら，身体がウズウズしちゃってダメですね．

そうですか．運動することがストレス解消で，お子さんと一緒に過ごすことができる大切な時間なんですね．そうしたら今，動ける範囲が制限されていることは，Dさんにとってストレスですね．

そうなんですよ．入院して動いちゃいけないって制限されたから，余計に動きたくなっちゃうんですよね．仕事はパソコン作業が中心だから，動かないでいることはできますけれど，それはそれでストレスがたまりますね．仕事で眼も疲れるし，肩もこるし，疲れるんですよ．時間に追われて仕事をしますし，クライアントとのやりとりもストレスになるときがありますしね．でも仕事なんで，やらないわけにはいかないじゃないですか．早く体力を取り戻して，退院したいんです．入院が長引いたらクライアントにも職場の仲間にも迷惑をかけるし，仕事しないと給料も入りませんしね．子どものことや家のことを全部，妻に任せているので早く退院しないと．筋肉が落ちてしまったから，少し動いただけでも疲れてしまって，息が苦しくなるようになりました．少しでも運動して体力を取り戻さないと．じっとしていても病気は治りませんよね．

Dさんにとって適切な運動量を知ってもらうことの前に，疾患について知識を付けてもらわないといけないな……．

Dさん，病状について医師からはどのように聞いていますか？

今回は心不全という状態で入院しました．原因は拡張型心筋症という心臓の病気が一番疑わしいと聞きました．もっと検査をしないと確定診断はできないそうです．今まで大きな病気はしたことがないので，あまりピンときません．心不全の症状って，ほかにはどんなのがありますか？　心不全ってどうしたら治りますか？

心不全の症状には，息切れや呼吸困難感，疲れやすさ，頻脈，浮腫，意識障害など様々なものがあります．運動をひかえることで心臓への負担を軽減することもできます．

そうですか．心不全って怖いですね．運動しないほうがいいこともあるんですか……そうですか……．でも僕は，スポーツしていたころのほうが健康でしたよ．毎週，サッカーしていたころのほうが健康だったし．でも苦しくなったとき，休憩していても治まらなかったんですよね．入院して診てもらったら苦しいのは取れたから，休めばいいってもんじゃないんじゃないのかな．最近忙しくて，あまり運動できてなかったし……．健康維持のためにはやっぱりスポーツすることが大事だって思いました．ある程度の負荷をかけたほうが体力はつきますしね．

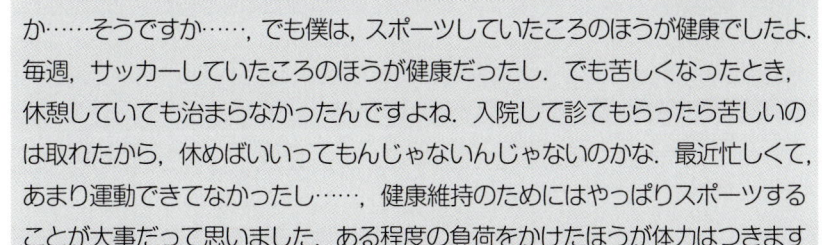

■ 行動変容のためのアセスメント

❶ Dさんは，運動をひかえることについて，どれくらいよいことだと思っているのでしょうか？

- 苦しくなったとき，休憩していても治まらなかったんですよね．入院して診てもらったら苦しいのは取れたから，休めばいいってもんじゃないんじゃないのかな．
- 健康維持のためにはやっぱりスポーツすることが大事だって思いました．
- ある程度の負荷をかけたほうが体力はつきますしね．
- 毎週，サッカーしていたころのほうが健康だったし．
- 運動しないほうがいいこともあるんですか……そうですか……，でも僕はスポーツしていたころのほうが健康でしたよ．

➡ Dさんは，運動をすることが健康にとって一番重要だと信じているため，病気を治すためにも運動が必要だと思っている．また，運動を制限することに伴う結果に期待していないと考える．運動をひかえることの必要性を理解しておらず，よいことだと認識していない．

❷ Dさんは，運動をひかえることについて，どれくらい自信があるのでしょうか？

- 最近忙しくて，サッカーができないことが多かったんです．そうしたら，身体がウズウズしちゃってダメですね．
- 入院して動いちゃいけないって制限されたから，余計に動きたくなっちゃうんですよね．

➡ Dさんは，運動を制限することが自分にとって難しいことだと感じており，自信はない．

❸ Dさんは，今の自分の状況について，どれくらいまずいと思っているのでしょうか？

- 入院が長引いたらクライアントにも職場の仲間にも迷惑をかけるし，仕事しないと給料も入りませんしね．子どものことや家のことを全部，妻に任せているので早く退院しないと．
- 今まで大きな病気はしたことがないので，あまりピンときません．
- 心不全の症状って，ほかにはどんなのがありますか？ 心不全ってどうしたら治りますか？

➡ 入院が長引くことにより職場に迷惑をかけることや，収入が減ること，家庭での妻への負担に対する危機感がある．

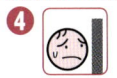

❹ Dさんにとって，運動をひかえる上で，妨げになっていることは何でしょうか？

- 健康維持のためにはやっぱりスポーツすることが大事だって思いました．
- 運動しないほうがいいこともあるんですか……そうですか……，でも僕はスポーツしていたころのほうが健康でしたよ．
- 今まで大きな病気はしたことがないので，あまりピンときません．
- 子どものことや家のことを全部，妻に任せているので早く退院しないと．

➡ 活動を制限することの障害になっているのは，「健康にとってスポーツが一番」「積極的に運動していたころは健康だった」という本人の信念である．拡張型心筋症，心不全に関する知識がないために症状と原因に関する認識が一致していない状態である．また，自分の活動が制限されることで妻に負担がかかると心配している．

❺ Dさんは，日頃どのようなことにストレスを感じているのでしょうか？

- 最近忙しくて，サッカーができないことが多かったんです．そうしたら，身体がウズウズしちゃってダメですね．
- 仕事で眼も疲れるし，肩もこるし，疲れるんですよ．時間に追われて仕事をしますし，クライアントとのやりとりもストレスになるときがありますしね．
- 仕事はパソコン作業が中心だから，動かないでいることはできますけれど，それはそれでストレスがたまりますね．
- でも仕事なんで，やらないわけにはいかないじゃないですか．

➡ Dさんはシステムエンジニアという仕事柄，長時間に及ぶパソコン作業からくる心身疲労や，クライアントとのやり取り，時間に追われて仕事をしていることに対して，

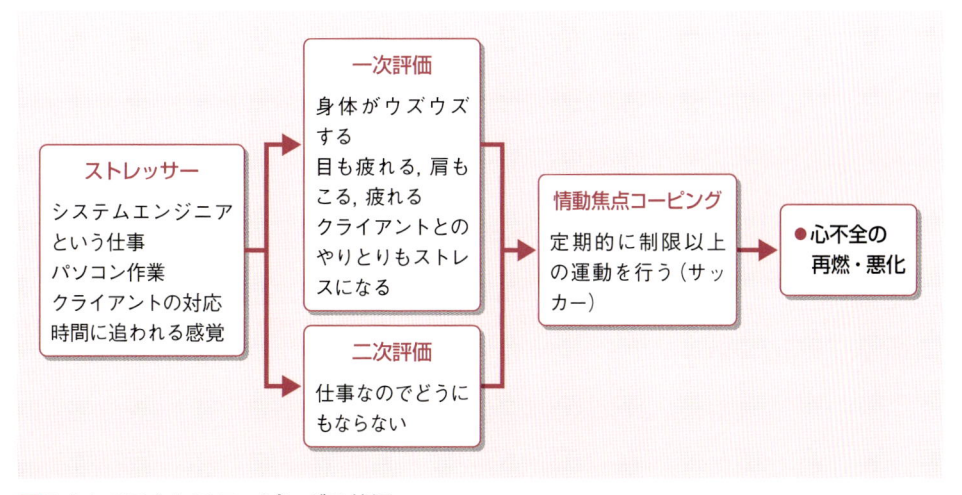

```
ストレッサー              一次評価
システムエンジニア       身体がウズウズする
という仕事               目も疲れる，肩もこる，疲れる
パソコン作業             クライアントとのやりとりもストレスになる
クライアントの対応
時間に追われる感覚        情動焦点コーピング
                        定期的に制限以上の運動を行う（サッカー）  →  ●心不全の再燃・悪化
                         二次評価
                         仕事なのでどうにもならない
```

■ Dさんのストレスコーピングの状況

ストレスフルと感じているが，仕事である以上どうにもならないと二次評価しており，その結果，情動焦点コーピングとして定期的に運動を行い，ストレスを解消している．

❻ Dさんは，運動をひかえることに対して，周囲からどのくらいのサポートが受けられるでしょうか？

- 子どもたちは小学生なので，学校に行っている間に，妻は毎日面会に来てくれます．
- 妻は栄養に気を遣った食事を作ってくれています．育ちざかりの子どもたちもいますし，僕も仕事が忙しかったりするので，頼りになります．

➡ 妻は面会に来てくれたり，食事に気を遣ってくれると言っていることから，Dさんにとって重要な人は妻である．

❼ Dさんは，健康は自分の行動（努力）によって決まるものだと，どれくらい思っているのでしょうか？

- 健康維持のためにはやっぱりスポーツすることが大事だって思いました．

➡ 健康のためには運動をすることが重要だと信じており，運動にみずから取り組んでいる．健康状態は自分の運動によって決まると考える「内的コントロール所在」であると考える．

❽ Dさんは，運動をひかえることに対して，変化のステージモデルのどのステージにいるでしょうか？

- 少しでも運動して体力を取り戻さないと．じっとしていても病気は治りませんよね．
- 健康維持のためにはやっぱりスポーツすることが大事だって思いました．ある程度の負荷をかけたほうが体力はつきますしね．
- 苦しくなったとき，休憩していても治まらなかったんですよね．入院して診てもらったら苦しいのは取れたから，休めばいいってもんでもないのかな．

➡ Dさんは，「運動をひかえる」という行動に対しては，「無関心期」である．運動が好きで幼少期から健康に過ごしてきたDさんにとって，運動をひかえることで健康になった，身体が楽になったという過去の体験がなく，退院後に運動をひかえようとは思っていない．

■介入方法の検討

拡張型心筋症の好発年齢は40～70歳，心筋収縮不全と左室内腔の拡張が特徴である．心不全症状が出現して初めて診断され，そのときにはすでに病態が進行していることが多い．そのため，拡張型心筋症は慢性心不全症状と急性増悪を繰り返し，予後不良であ

る．また，致死的な不整脈による突然死，動脈血栓塞栓症を生ずることがある．

　Dさんも，まったく何もない状態から心不全症状が突然出現しており，これまでの自分の生活習慣を変えることに対して，まったく動機づけができていない状況であるため，自分の置かれている状況を認識することを中心に介入計画を検討した．

項目	評価	介入方法
よい	×	● まずはDさんの心臓にとって過度な運動がどのような影響があるのかを知ってもらい，次に適切な運動量がどの程度かを具体的に理解してもらうことが必要である． ● 妻とともに，拡張型心筋症，心不全の病態についての指導を行い，知識をつけることが重要である．
自信	×	● 過去の体験から，運動をすることは健康につながるという認識があるため，運動をひかえることの結果期待が低い状態である．結果期待を高めるためのかかわりとして，運動を禁止するのではなく，適切な運動量を認識する必要があることを指導する．
まずい	×	● 心不全は増悪を繰り返すことで，心機能低下を来たしてしまうことをわかりやすい言葉で説明し，理解してもらうことが必要である．さらに，現在のDさんの心機能がどの程度かを知ってもらうことも重要である．
妨げ	×	● 活動を制限することの障害になっているのは，「健康にとって運動が一番」という本人の信念である．がむしゃらに運動するのではなく，Dさんの心機能を考慮した上で，適切な運動量があることを指導することが重要である． ● 妻に負担をかけることも妨げになっている．車の運転ができるか，妻の体調はどうか，子どもの学校行事への参加や送り迎えはどうか，日用品の買い物をどこでするか，移動手段は何を利用するかなどを一緒に振り返ることが必要である． ● 職場での活動の様子は，同僚や上司を巻き込んで情報収集し，一緒に折り合いをつける．
ストレス	×	● Dさんは，パソコン作業をするという仕事の反動から，激しい運動をするというコーピング行動をとっている．Dさんにとって，運動するということは仕事を続けている上で不可欠なことであるため，Dさんの心機能に合った適切な運動を提案し，その運動によりストレスコーピングできるように働きかける． ● Dさんの心機能について医師から説明をする場を設けること，その上でどの程度の運動量，時間が可能かを一緒に考えることが必要である．
サポート受けて	○	● Dさんにとって重要な人は妻である．また，子どもたちや仕事仲間，チーム仲間も大切にしている．
努力の	○	● 内的コントロール所在の場合，積極的な治療へのかかわりを促すことが有効である． ● 適切な情報提供と，仕事や趣味の運動をすることでの折り合いのつけ方を一緒に考えることが必要である．
ステージ	無関心期	● 無関心期の働きかけとして以下のことを行う． 　• 意識の高揚：拡張型心筋症，心不全，心機能，薬剤について指導し，自分の心臓の状態について関心をもってもらう． 　• 感情的経験：急性期は病棟内を歩くことでも息が切れ，疲れたことを再確認してもらう．デコンディショニングによる疲労や，心機能低下からくる息切れについて確認する． 　• 環境への再評価：過活動を続けることで心不全は代償維持できず，入院期間が長引くことにつながる．そのことで妻，子どもに対する役割を果たせなくなる可能性，仕事を休んでいることにより収入がなくなることなどを一緒に考える．

■まとめ

　幼いころから運動習慣があり，元来，健康だった48歳，男性のDさん．今回が初めての大病である．Dさんは「ピンとこない」と表現しているように，疾患の知識がなく，また心臓疾患の既往もないことから，自分の病状が十分に把握できていない状態であった．

　過去の経験から，運動をしていることで健康であったと信じていたため，まずは運動をしてはいけないのではなく，Dさんの心機能に見合った適切な運動量を把握することが必要だと説明した．また拡張型心筋症，心不全について，わかりやすい言葉で説明し，知識を付けるためのかかわりを行った．職場の仲間や家族との関係性は良好であり，彼らを巻き込んだ指導介入を行うことで，これまでの生活との折り合いをつけ，仕事や適度な運動を続けながら生活ができている．

（小田真澄）

● 参考文献
1) 筒井裕之，吉川純一，笠貫宏：新・心臓病診療プラクティス．6．心不全に挑む・患者を救う．文光堂；2007．
2) 日野原重明，井村裕夫：看護のための最新医学講座．第2版．3．循環器疾患．中山書店；2005．
3) 和泉徹，筒井裕之：心不全を予防する　発症させない　再発させないための診療ストラテジー．中山書店；2006．
4) 岡庭豊：病気がみえる vol.2 循環器．第3版．メディックメディア；2010．
5) 山崎絆：心疾患テクニカルチェック－クリニカルパスにみるナーシングケア．メディカ出版；2003．

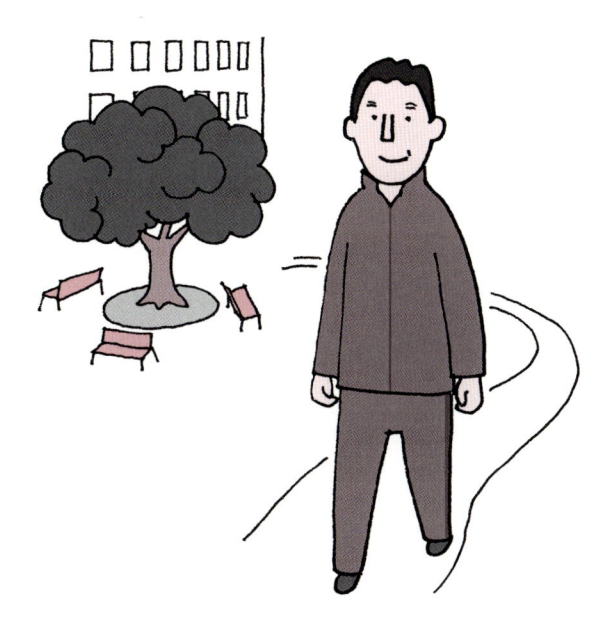

事例5 冠動脈バイパス術後の患者Eさん

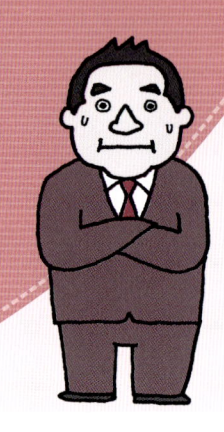

事例紹介

　45歳，男性．独身（未婚），独り暮らし．母，妹が近所に住んでいる．仕事は営業職で，接待等での外食が多い．20代半ばまで野球をしていたが，現在は仕事が忙しくなり運動はできておらず，酒を飲むのが楽しみとなっている．35歳ごろから健康診断でメタボリックシンドロームを指摘され，生活習慣指導を受けているが，仕事が忙しく，食事コントロールや運動は実施できていなかった．

　42歳のときより，歩行時の胸痛を自覚していたが，1～2分の安静により軽快するため，様子をみていた．しかし症状が徐々に増悪し，最近では200m程度の歩行でも症状が出現するようになっていた．

　今年の8月，会社の健康診断にて心電図異常を指摘され，病院を受診．心電図，超音波エコー検査にて陳旧性心筋梗塞，狭心症が疑われ，冠動脈造影検査を施行．3枝病変＋左前下行枝の冠動脈狭窄を認めた．冠動脈バイパス術（CABG）の適応と判断され，同年12月にCABGを行った．術後の経過は良好．心臓リハビリテーション（以下，心リハ）も順調に実施され，術後6日目で自転車エルゴメータ20分の連続運動が可能となり，近日中に退院予定となった．

■Eさんのこれまでの軌跡

ステージA	ステージB	ステージC	ステージD
35歳 　高血圧，脂質異常症，メタボリックシンドロームを指摘され，生活習慣指導を受けたが実施せず，未治療	42歳 　労作時の胸痛を自覚したが放置 45歳 　陳旧性心筋梗塞＋狭心症と診断 　CABG施行		

■検査所見と治療内容

- バイタルサインと身体所見

血圧 146/90 mmHg，心拍数 90 回/分，洞調律．

身長 165 cm，体重 88.5 kg，BMI 32.5 kg/m^2，腹囲 100 cm．

- 血液データ（術前）

血液検査	値	生化学検査	値
WBC（白血球数）	5.5×10^3/μL	TP（総蛋白）	7.0 g/dL
RBC（赤血球数）	4.89×10^6/μL	Alb（アルブミン）	4.5 g/dL
Hb（ヘモグロビン）	15.4 g/dL	AST（GOT）（アスパラギン酸アミノトランスフェラーゼ）	38 U/L
Ht（ヘマトクリット）	43.3%	ALT（GPT）（アラニンアミノトランスフェラーゼ）	56 U/L
Plt（血小板数）	180×10^3/μL	LDH（乳酸脱水素酵素）	175 U/L
		ALP（アルカリフォスファターゼ）	287 U/L
		γ-GTP（γグルタミルトランスペプチダーゼ）	45 U/L
		e-GFR（推算糸球体濾過率）	79.2 mL/分/1.73 m^2
		Cr（クレアチニン）	0.84 mg/dL
		UA（尿酸）	8.6 mg/dL
		BUN（尿素窒素）	12.5 mg/dL
		BS（血糖値）	122 mg/dL
		HbA$_{1c}$（JDS）（ヘモグロビン A$_{1c}$）	5.1%
		TG（中性脂肪）	181 mg/dL
		T-Cho（総コレステロール）	133 mg/dL
		HDL-Cho（HDL-コレステロール）	37 mg/dL
		LDL-Cho（LDL-コレステロール）	81 mg/dL
		LDL/HDL	2.3
		NT-pro BNP	313.2 pg/mL

- 心エコー

EF（左室駆出率）38%．

- 投薬内容（退院時処方）

処方薬（商品名）	一般名	規格	量/日	用法
クレストール	ロスバスタチンカルシウム	2.5 mg，錠	1錠/日	夕
ガスター	ファモチジン	10 mg，錠	1錠/日	夕
バイアスピリン	アスピリン	100 mg，錠	1錠/日	朝
プラビックス	クロピドグレル硫酸塩	75 mg，錠	1錠/日	朝
メインテート	ビソプロロールフマル酸塩	5 mg，錠	1錠/日	朝

■Meeting（Eさんとの会話）

👩 急に手術になってしまい大変でしたね．でも術後の経過が順調でよかったです．もうすぐ退院ですね．お一人暮らしですが，退院後の生活は，どうされる予定ですか？

👨 しばらくは，実家に帰って母と妹の世話になります．食事と身の回りのことを手伝ってもらえるので．リハビリは，入院中のリハビリで自転車も20分こげるようになったし，体力も入院前と同じように戻ってきたような気がするので，退院後には必要ないと思っています．

👩 ［リハビリ（運動療法）を体力改善だけの目的で行っていると思っていて，再発予防のための運動の意義については理解していないかも？］

👩 そうですね．たしかにリハビリで運動を行った目的の1つは，手術で落ち込んだ体力の改善ですが，Eさんの場合には，メタボリックシンドロームがありますから，その改善のためにも定期的な運動を続けたほうがよいと思いますよ．メタボリックシンドロームについてお聞きになったことはありますか？

👨 メタボねえ，いつも会社の健康診断で，食事や運動に気をつけるように言われてたね．でも，そのときはやらなくちゃと思うけれど，実際はなかなかできないよね．仕事が忙しくて．家に帰るのは夜遅いし，土日出勤の日もあるしね．でも仕事は自分がやらないと回らないから，自分がやるしかないんだよね．それに独り暮らしだから，食事も面倒で，牛丼とかラーメンとか外食で簡単なものにしちゃうんだよね．忙しいとストレスもたまるから，ついお酒を飲んでうさ晴らししちゃうしね．今回，心臓の血管が詰まったのも，生活の不摂生のせいなのかな？　でもバイパス術を受けたから，もう安心だよね．

👩 ［バイパス術を受けたから，病気は治ったと思っているようだわ．］

👩 たしかに，バイパス術の経過は良好ですが，これでもう病気が完全に治ったわけではないですよ．今回詰まっていた血管への治療はできましたが，血管は脳など全身にあるので，今までと同じように生活していたら，また血管が詰まって狭心症になったり，脳梗塞になる可能性もあるんですよ．病気の再発についてどのようにお考えですか？

> えっ？ バイパス術を受けたから治ったんじゃないの？ 先生からは心臓の血管が詰まっていて，そのために胸の痛みの症状が出ているから治療しましょうって言われたので．だから，バイパス術を受けたらもう病気は治ったのかと思ってました．脳梗塞に関係しているとは思わなかったです．うちの親戚にも脳梗塞になったおじさんがいるけれど，手足の麻痺になって自分で動けないから，家族が介護していて大変そうなんだよね……．それは嫌だから，何とかしないとね……．

> そうなんです！ それに心臓のほうも，今回は運よく狭心症の段階で見つかってすぐに治療できましたけれど，心筋梗塞になったら30％の人は病院に辿り着けないことがわかっているので，動脈硬化を進めないようにしないと，今後が心配ですよ．それに再発して治療となると，会社もお休みしたりして，経済的な負担もかかりますし，生活上いろいろご不便じゃないですか？

> そうだよね……．また症状が出たら怖いよね．それに今回も会社を急に休んじゃって，職場の皆にもだいぶ迷惑もかけちゃったしね．もう迷惑をかけたくないし，お金もかかるしね．でも運動って，どのくらいしたらいいの？ 若いころは水泳部だったので，運動するのは嫌いじゃないんだよね．マラソンとかもはやっているけど，健康によいのかな？

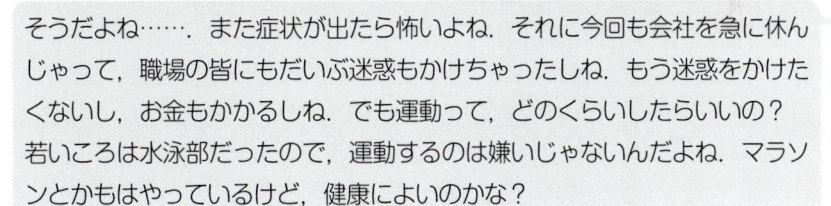

■行動変容のためのアセスメント

❶ Eさんは，運動することについて，どれくらいよいことだと思っているのでしょうか？

- 体力も入院前と同じように戻ってきたような気がするので，退院後には（リハビリは）必要ないと思っています．
- 食事や運動に気をつけるように言われてたね．でも，そのときはやらなくちゃと思うけれど，実際はなかなかできないよね．

➡ 入院中に心リハを行っているが，その目的は術後のデコンディショニングの改善だと考えており，二次予防を目的とした継続的な運動療法の意義は理解できていない様子である．

❷ Eさんは，運動することについて，どれくらい自信があるのでしょうか？

- 若いころは水泳部だったので，運動するのは嫌いじゃないんだよね．
- マラソンとかもはやっているけど，健康によいのかな？

➡ 若いころに運動習慣があり，運動は嫌いでない様子である．一方，過去の運動経験からスポーツとして行う運動をイメージしており，現在の心臓の状態を配慮しながら，二次予防として行う運動療法のイメージができていないようである．

❸ Eさんは，今の自分の状況について，どれくらいまずいと思っているのでしょうか？

- 今回，心臓の血管が詰まったのも，生活の不摂生のせいなのかな？ でもバイパス術を受けたから，もう安心だよね．
- うちの親戚にも脳梗塞になったおじさんがいるけれど，手足の麻痺になって自分で動けないから，家族が介護していて大変そうなんだよね……．それは嫌だから，何とかしないとね……．

➡ 生活の不摂生が原因でバイパス術になったと考えているが，動脈硬化は全身の血管の病気であり，今後も狭心症，心筋梗塞や脳梗塞になる可能性があることに関して知識がないために危機感を感じていない様子である．しかし，動脈硬化と脳梗塞に関係があることについて知り，身近な人と関連づけて危機感を感じ始めているようだ．

❹ Eさんにとって，運動を行う上で，妨げになっていることは何でしょうか？

- 仕事が忙しくて．家に帰るのは夜遅いし，土日出勤の日もあるしね．

➡ 運動はまとまった時間がないとできないと考えている様子だ．

❺ Eさんは，日頃どのようなことにストレスを感じているのでしょうか？

- 仕事が忙しくて．家に帰るのは夜遅いし，土日出勤の日もあるしね．
- でも仕事は自分がやらないと回らないから，自分がやるしかないんだよね．
- 忙しいとストレスもたまるから，ついお酒を飲んでうさ晴らししちゃうしね．

➡ Eさんは，仕事の忙しさをストレスフルと感じているが，仕事は自分がやるしかないので，どうにもならないと評価しており，情動焦点コーピングとして，お酒を飲んで解消している．

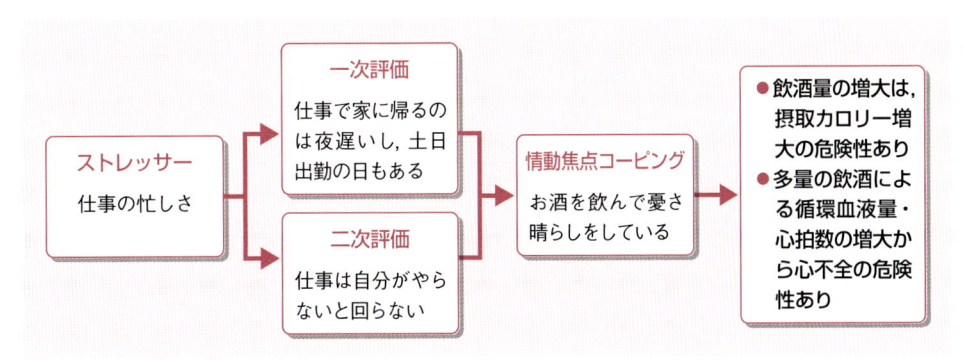

```
ストレッサー              一次評価
仕事の忙しさ      →     仕事で家に帰るのは     →    情動焦点コーピング      →    ● 飲酒量の増大は，
                       夜遅いし，土日              お酒を飲んで憂さ              摂取カロリー増
                       出勤の日もある              晴らしをしている              大の危険性あり
                ↘                           ↗                           ● 多量の飲酒によ
                       二次評価                                                  る循環血液量・
                       仕事は自分がやら                                           心拍数の増大か
                       ないと回らない                                             ら心不全の危険
                                                                                 性あり
```

■ Eさんのストレスコーピングの状況

❻ Eさんは，運動する上で，周囲からどのくらいのサポートが受けられるでしょうか？

- （退院後）しばらくは，実家に帰って母と妹の世話になります．食事と身の回りのことを手伝ってもらえるので．
- メタボねえ，いつも会社の健康診断で，食事や運動に気をつけるように言われてたね．
- 独り暮らしだから，食事も面倒で，牛丼とかラーメンとか外食で簡単なものにしちゃうんだよね．

➡ 独り暮らしで，日常生活ではサポートが少ないことが窺える．退院後しばらくは実家で過ごすため母親や妹の協力も得られる様子である．また，会社は健康診断をしっかり実施しており，異常に対する指摘もあり，必要な生活指導を受けられる環境はありそうである．

❻ Eさんは，健康は自分の行動（努力）によって決まるものだと，どれくらい思っているのでしょうか？

- 食事と運動に気をつけるように言われてたね．でも，そのときはやらなくちゃと思うけれど，実際はなかなかできないよね．
- 仕事は自分がやらないと回らないから，自分がやるしかないんだよね．
- （脳梗塞になるのは）嫌だから，何とかしないとね……．

➡ 自身の生活習慣は，健康のために悪い影響があるという知識はあるが，仕事の忙しさや独り暮らしであることを理由に，生活習慣を自分で改善しようという積極的な考えはない様子である．しかし，脳梗塞というEさんがイメージしやすいリスクの情報を提供したことで，自分自身で何とかしないといけないと思い始めている．

❼ Eさんは，運動することに対して，変化のステージモデルのどのステージにいるでしょうか？

- （脳梗塞になるのは）嫌だから，何とかしないとね……．
- でも運動って，どのくらいしたらいいの？ 若いころは水泳部だったので，運動するのは嫌いじゃないんだよね．マラソンとかもはやっているけど，健康によいのかな？

➡ Eさんは，変化のステージモデルの「関心期」になりかけている時期と考えられる．看護師と会話を始めたころのEさんは，健康診断で指摘されたメタボリックシンドロームについて「注意されていたけれどなかなかできない」「忙しい」など生活習慣を改善できない理由ばかりを話し，運動を生活に取り入れようという前向きな考えはない様子だった．しかし，自分の病気と身近な人の脳梗塞の体験が関連づけられたことで"危機感"を感じ，「どのくらいしたらいいの？」という言葉がみられ，運動を行おうかと考え始めている．

■介入方法の検討

狭心症，陳旧性心筋梗塞の診断で，冠動脈バイパス術を行った45歳の男性である．高血圧，脂質異常症，肥満（腹囲100 cm）を有し，動脈硬化性疾患の再発のリスクが高い．また，術前より左室駆出率（EF）38％と陳旧性梗塞が原因と思われる低左心機能があり，今後の疾患管理の状況により，慢性心不全へ移行する可能性が高いと考えられる．
一方，今まで健康診断で生活習慣の改善を促されているにもかかわらず行えていないことや，バイパス術を受けたため今後病気にならないと思っていることなどから，生活習慣の改善を行わないことでのリスクの認識ができていないことも考えられる．このため，Eさんへの介入の目標は，動脈硬化性疾患の再発と慢性心不全発症のリスクを認識し，疾患管理を行う気持ちに向くように行動変容してもらうことである．

項目	評価	介入方法
よい	×	・Eさんは，バイパス術をすれば，狭心症は再発しないと考えており，動脈硬化は全身の血管に起こり，今後も狭心症，脳梗塞などを発症する可能性があるという認識が少ない様子である．このため，まずは動脈硬化とそれを原因として発症する重篤な病気について知識を増やし，自身の今後のリスクを認識してもらえるように働きかける． ・次に，動脈硬化進行の予防のために，内服とともに食事，運動療法など生活習慣の改善が有効であることを指導し，Eさんが具体的に取り組む方法（内容）を指導する．この際に，Eさん自身が自分の生活の中で，確実に達成可能だと思える方法を一緒に考えていくことが必要である．
自信	○	・Eさんは，運動による動脈硬化予防の知識が少なく結果期待は低いが，以前に運動習慣があり，運動に対する効力信念は高い様子である． ・自己効力理論では，結果期待が低い場合，どこが低いのか，どうして低いのかを聞き出していく必要がある．知識の不十分さや間違った知識が原因で結果期待が低い場合は，正しい知識を提供したり，思い込みをなくしていくようにかかわる．

項目	評価	介入方法
		●Eさんは会話の途中から，自身のリスクを自覚し始め，運動の実施に対して積極的な発言もみられるようになった．この時点では，結果期待も向上しており，行動することの意義を理解し，やる気もあるため，目標を高く設定しがちである．しかし高い目標は，失敗経験につながるリスクがあるため，目標を妥当なところに設定できているか確認する必要がある．
		●特にEさんのように低左心機能がある場合，過度な運動療法が心不全ステージを増悪させてしまう可能性もあるため，看護師はそれを見越して，運動処方を手配するなど適切な支援を行うことが必要である．
まずい	×	●Eさんは，バイパス術を受けたことで治療は終了したと安心しており，根本的な問題である動脈硬化と，その合併症の問題について気がついていなかった．このような場合，患者個人の背景（自身や家族・親しい友人の病気，健康への不安，家庭での子供への影響，社会的立場など）と関連づけた情報提供を行うことで，重要性や罹患性をイメージしたり，理解したりしやすくなる．Eさんの場合，動脈硬化と脳梗塞の関係についての情報提供により，身近な人の病気の様子と自身のリスクとを結びつけ危機感をもち始めている．
妨げ	×	●Eさんは仕事が忙しく，時間がないことが，運動ができない「妨げ」だと考えている．このような場合，Eさんがもっている運動に対する認識を変える必要がある．
		●Eさんの場合，運動＝野球のようなスポーツを想定しているが，退院後にEさんに行ってほしい運動は，1駅分歩くなど，短時間の有酸素運動からでもよいことを伝え，過度な運動による障害を減らすように働きかけ，効力信念を向上するように促す．
		●運動を行うことでの利益を強調し，動機づけを高める．達成可能な具体的な方法をEさんと一緒に考え，「それなら自分もできる」という自信をもってもらうことが大切である．
ストレス	×	●一次評価，二次評価を変えられないか
		・Eさんは，一次評価は「仕事で家に帰るのは夜遅いし，土日出勤の日もある」，二次評価は「仕事は自分がやらないと回らない」と考えている．
		・仕事が忙しいと話しているものの，"自分がやらないと"と，ほかの人の協力を得ることを考えている様子がみられない．このため，現在の状態が持続すれば，また体調を悪化させてしまうこと，周囲へも負担をかける可能性があることを認識してもらい，積極的に支援を得るように助言する．
		●ストレッサーに対するコーピングの方法を変えることができないか
		・お酒がストレスコーピングになっているが，過剰な飲酒のリスクを説明し，ほかのストレスコーピングを検討するように働きかける．運動療法は，ストレス改善にも効果的であることから，実施可能な運動を行いながら，運動の爽快感や体力の向上による疲れにくさなどを感じてもらえるように支援する．
サポート受けて	×	●Eさんは，家族との同居を，退院後一時的なものと考えているが，今後の食生活の管理などを考えると，これを機に同居し，食事などのサポートを得られるように働きかけることも必要と思われる．または，同居中に調理の仕方を教えてもらったり，母と妹にもEさんの病状を理解してもらい，健康管理サポートが得られるよう教育的かかわりをすることも必要である．
		●社会的なサポートの活用として，会社に対し，しばらくの間，残業を減らすなど職場での支援が受けられないかを確認してもらうようにする．また，術後であるため，医師からリハの必要性についての診断書を作成してもらい，リハ期間を設けるなど，復職後も療養を継続できるようにすることなどを考える．
努力の	○	●Eさんは，脳梗塞という自分でイメージしやすいリスクについて情報を提供されると，（自分で）何とかしなければと運動の実施について具体的に考え始めている．「内的コントロール所在」であると考えられ，Eさん自身に積極的な治療へのかかわりを促す働きかけが必要である．

項目	評価	介入方法
ステージ	関心期	●Eさんは，無関心期からやっと関心期になりかけている状態であり，「環境の再評価」や「自己の再評価」を行うことが効果的である．つまり，不健康な生活を続けることと，健康のための行動変容をすることとでの周囲の環境に与える影響を再評価してもらうということである．たとえば，Eさんには，仕事上で迷惑をかけたことを振り返ってもらい，健康の維持が重要であることを認識してもらう必要がある．

■まとめ

　この事例は，中年期に差しかかったばかりで働き盛りの男性のケースである．Eさんは高血圧，脂質異常症，肥満があり，動脈硬化性疾患のハイリスク患者である．また，自身で気がつかないうちに陳旧性心筋梗塞になり，低左心機能状態にもなっていることから，ステージBの状態といえる．

　Eさんは今後，動脈硬化の進展抑制，心不全ステージ進行予防を目的としたセルフケアを行わないことにより，将来的に心疾患の再発，さらには心不全ステージCの症候性心不全に移行する可能性がある．このため，早期の段階で生活習慣を改善し，再発リスクを低下させること，また心不全ステージCへ移行しないために，薬物療法や，食事，運動などの生活習慣の改善を支援することが重要である．

　Eさんは，入院，手術という自身の危機的状況を体験したばかりである．そのため，患者自身の背景や関心，興味を意識し，上手に情報提供することで，患者は今後の健康面のリスクについて危機感を感じ，前向きに考えることができると思われる．看護師は，"入院"という生活習慣改善のチャンスを逃さずに，指導に生かしていくことが重要である．

（石井典子）

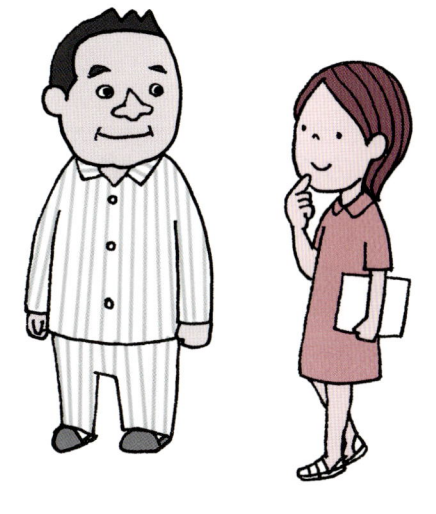

事例5　冠動脈バイパス術後の患者Eさん

事例 6 独居高齢者である心不全患者のFさん

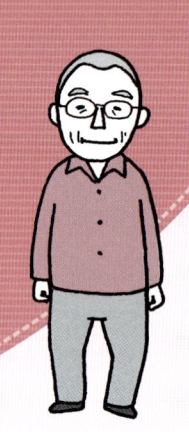

事例紹介

82歳，男性．10年前に急性心筋梗塞を発症し，左冠動脈主管部（LMT）を含む2枝病変（#5 90%，#6 90%，#14-3 100%）を認め，#5-6に対して経皮的冠動脈形成術（PCI）を実施した．心筋逸脱酵素（CPK）は8,526 U/Lまで上昇し，その後広範囲の前壁梗塞後の虚血性心筋症（ICM）の状態となり，内服加療を開始したが心不全症状はなく，心不全重症度はNYHA Iで経過していた．

2年前に妻を亡くし，現在は独身．医師からは，食事は1,600 kcal，塩分6 g未満，水分は1日800 mLの指示が出ているが，妻が亡くなってから食事は外食や惣菜を購入することが多く，塩分制限が守られず，のどが渇くために家ではこまめに水分をとっている様子．息子は2人いるが，いずれも独立して遠方にいる．近くに親戚や身寄りもない状況であった．

今年の1月ごろより坂道などを上がった際に一時的に呼吸苦を認めるようになった．そのころより体重が徐々に増え，8月になって入眠時や臥床時に呼吸苦を認めるようになったため，病院を受診したところ，ICMによる心不全と診断され，初めて心不全で入院となる．

入院後，カルペリチド（hANP）の点滴を開始し，安静を保持したところ，1週間で体重は2 kg減少し，本来の体重に戻った．また，入眠時や臥床時の呼吸苦も消失した．

■Fさんのこれまでの軌跡

ステージA	ステージB	ステージC	ステージD
60歳 　高血圧症 　痛風発症後，飲酒なし 65歳まで 　会社員（現在は無職） 　定期的な運動は，週末のゴルフ程度	72歳 　急性心筋梗塞 　#5-6にPCI実施 73歳 　#5-6の再狭窄はなし 　食事1,600 kcal，塩分6 g未満，水分800 mL/日以内，すべてにおいて，妻の死後守られていなかった	82歳 1月　NYHA IIの状態 　　　体重2 kg増加 8月　NYHA IIIの状態 　　　となり入院	

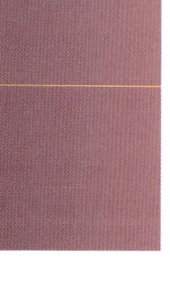

検査所見と治療内容

● バイタルサインと身体所見

血圧 140/80 mmHg，心拍数 86 回/分，洞調律．

身長 170 cm，体重は入院時 68 kg，入院 7 日目 66 kg，入院 7 日目の BMI 22.8 kg/m²．

● 血液データ

血液検査	値	生化学検査	値
WBC（白血球数）	4.2×10³/μL	TP（総蛋白）	6.7 g/dL
RBC（赤血球数）	3.52×10⁶/μL	CK（クレアチンキナーゼ）	72 U/L
Hb（ヘモグロビン）	12.0 g/dL	AST（GOT）（アスパラギン酸アミノトランスフェラーゼ）	39 U/L
Ht（ヘマトクリット）	36.5%	ALT（GPT）（アラニンアミノトランスフェラーゼ）	19 U/L
Plt（血小板数）	143×10³/μL	LDH（乳酸脱水素酵素）	250 U/L
		ALP（アルカリフォスファターゼ）	178 U/L
		γ-GTP（γグルタミルトランスペプチダーゼ）	19 U/L
		Cr（クレアチニン）	1.28 mg/dL
		UA（尿酸）	5.9 mg/dL
		BUN（尿素窒素）	30.1 mg/dL
		BS（血糖値）	96 mg/dL
		TG（中性脂肪）	60 mg/dL
		T-Cho（総コレステロール）	163 mg/dL

● 胸部 X 線（入院時）

両下肺胸水あり，CTR 68%．

● 心エコー

EF（左室駆出率）18%．

● 投薬内容

処方薬（商品名）	一般名	規格	量/日	用法
アーチスト	カルベジロール	10 mg，錠	0.5 錠	朝
バイアスピリン	アスピリン	100 mg，錠	1 錠	朝
フルイトラン	トリクロルメチアジド	1 mg，錠	0.5 錠	朝
ラシックス	フロセミド	40 mg，錠	1 錠	朝
ウルソ	ウルソデオキシコール酸	100 mg，錠	3 錠	朝，昼，夕
セルベックス	テプレノン	50 mg，カプセル	3 カプセル	朝，昼，夕
ザイロリック	アロプリノール	100 mg，錠	2 錠	朝，夕
ファロミア	クエン酸第一鉄ナトリウム	50 mg，錠	1 錠	夕
アローゼン	センナ	0.5 g，顆粒	1 包	眠前
フランドル	硝酸イソソルビド徐放剤	40 mg/枚，テープ	1 枚	朝〜眠前

3章 ●セルフケア支援の実際〜事例をとおして健康行動理論を身につける

■Meeting（Fさんとの会話）

👩 Fさん，調子はいかがですか．

👴 ここでも初めは2〜3時間しか眠れなかったんだよ．

👩 💭 眠れていないのは，身体的にも精神的にもきついので，Fさんの気持ちを受け止めて共感したほうがいいな．

👩 そうなんですね．眠れないのはきついですね．

👴 そうだよ．ここだと，一度寝て夜中0時に眠剤を1錠もらっているけれど，3時には目が覚めるからさ．息が苦しくて起きるのかどうかさえもよくわからない．

👩 💭 なぜ，眠れない（熟睡感が得られなくなった）と思っているのか聞いてみよう．自分の疾患の理解ができているのだろうか？

👩 夜がなかなか眠れなくなったのは，いつぐらいからですか？

👴 今までは夜もしっかり眠れていたのに，半年前から坂を登ったりすると息が苦しくなるようになって，今月に入ってからは夜も横になると息が苦しい感じがしてね，なかなかぐっすり寝たなって感じがしないんだよ．それで，おかしいなって思って外来に来たら，すぐに入院って言われて驚いちゃったよ．前に心筋梗塞になったけれど，10年問題なかったからね．妻が生きてたころは，妻がいろいろと管理してくれていたから問題なかったのかな……．自分では何もできないから．病気のこともよくわからないし．でも，この注射してもらってから少しは眠れるようになったかな．

👩 💭 自分の症状が変化していることに気付いているんだな．自覚症状が出現して，みずから病院受診をした方だから，実際に自宅での食事や水分に関してはどうだったかを聞いてみよう．

👩 前回入院したときに，医師から食事は1,600 kcal，塩分は6 g未満，水分は1日800 mLまでという指示があったと思いますが，最近はどうでしたか？

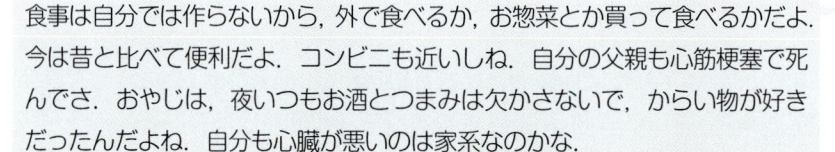

👴 食事は自分では作らないから，外で食べるか，お惣菜とか買って食べるかだよ．今は昔と比べて便利だよ．コンビニも近いしね．自分の父親も心筋梗塞で死んでさ．おやじは，夜いつもお酒とつまみは欠かさないで，からい物が好きだったんだよね．自分も心臓が悪いのは家系なのかな．

> 食事療法（減塩）について関心はどれくらいあるのかな？ 聞いてみよう．

栄養指導で栄養士から話を聞いて，減塩についてどのように思われましたか．

塩分を多くとることは，決してよいことではないって思っているよ……入院してから，病院食でも減塩6ｇでしょ！ 食事について栄養士さんの話を聞いても，実際1人だし，妻が亡くなるまで食事は自分で作ったことがないから自分が話を聞いてもダメだよ．

> 減塩については実施する必要はあるけれど，自分一人だと管理が難しいという思いがある．水分制限はどうだったのかな？ 水分800 mL/日は守れていたのかな？

そうなんですね．塩分のことは外食とかだと難しいですよね．お水などの水分はどうですか．何かに測って管理されていたのですか？

1人だとね，スーパーでお惣菜を買ってすませたり，コンビニで買ってすませることが多い．でも食べたら味が濃いからなのかな．のどが渇いてしまうんだよね．だからこまめにお茶やお水を取ってしまう．どのくらい飲んでたのかな……，わかんないな，測ってないから……．だから体重も増えていたのかな？ 違うよね．

> 市販の食事は塩分が多く，そのため水分を多くとっているということはわかっているみたいだけど，それで体重が増えたとまでは思っていないのかな．食事の好みはどうなのかな．

濃い味付けのものがお好きなんですか？

そういうわけじゃないんだよ，妻の食事は薄味だったからね．妻がいろいろと自分のことを管理してくれていたんだよ．
65歳まで会社勤めで，週末はゴルフとかに行っていたんだけど，仕事を辞めて，この心筋梗塞になってからは運動という運動はしていないよ．お酒も飲まないから友だちとも夜，出歩く機会はなくなったよね．妻がいろいろと気遣ってくれて旅行に行ったりしていたけれどね……．
今は，自分でできないから，毎日外食やお惣菜を買っているけれど，どうせ食べるんだったら好きな物を食べたい，でも食べに行ってもさ，家に帰ってのどが渇いて水をたくさん飲んでしまうし，だったらきちんと体によいものをバランスよく食べたほうがいいよね．

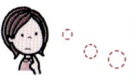

> 自分にできる方法があるとわかれば，実施できそうだな．宅配サービスを受ける気があるか，聞いてみよう．

> Fさん，宅配サービスといって，Fさんにとって必要な食事のカロリーや塩分のものを，お弁当としてご自宅に届ける，ご自宅でも食事管理のできるサービスがあるんですけれど，ご存知ですか？

> へぇ〜．知らなかった．塩分やカロリーを計算して，毎日家まで届けてくれるサービスがあるなんて……．でもさ，私みたいに動ける人も頼めたりするのかな．1日どれくらいお金はかかるんだろうか？　でも，年金を使うこともないから，どうにかなるかな……．

> いろいろな宅配サービスがありますから，Fさんに一番，合ったものを選べるように考えましょう．

■行動変容のためのアセスメント

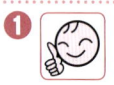

❶ Fさんは，高血圧症・虚血性心筋症（ICM）に対して食事療法（減塩）を行うことについて，どれくらいよいことだと思っているのでしょうか？

- 塩分を多くとることは，決してよいことではないって思っているよ……

➡ 高血圧症もあるため，食事療法（減塩）を行うのは自分にとってよいことだと思っている．

❷ Fさんは，高血圧症・虚血性心筋症（ICM）に対して食事療法（減塩）を行うことについて，どれくらい自信があるのでしょうか？

- 食事について栄養士さんの話を聞いても，実際1人だし，妻が亡くなるまで食事は自分で作ったことがないから自分が話を聞いてもダメだよ．

➡ 2年前（80歳）まで自分で食事を作ったことがないため，自信がなく，自分1人では難しいと思っている．

❸ Fさんは，今の自分の状況について，どれくらいまずいと思っているのでしょうか？

- 今までは夜もしっかり眠れていたのに，半年前から坂を登ったりすると息が苦しくなるようになって，今月に入ってからは夜も横になると息が苦しい感じがしてね，なかなかぐっすり寝たなって感じがしないんだよ．

事例6　独居高齢者である心不全患者のFさん

- 自分の父親も心筋梗塞で死んでさ．おやじは，夜いつもお酒とつまみは欠かさないで，からい物が好きだったんだよね．自分も心臓が悪いのは家系なのかな．

→ 心不全症状による呼吸苦を感じているため，この状態が続くことは決してよいとは思っていない．夜熟睡感を得られなくなってしまっていること（自覚症状が以前と比べて悪化していること）で，このままの状態が続くことは問題だと思っている．また，自分の父親を同じ心筋梗塞で亡くしているため，同じような状態になってしまうのではないかとも思っている．

❹ Fさんにとって，高血圧症・虚血性心筋症（ICM）に対して食事療法（減塩）を行う上で，妨げになっていることは何でしょうか？

- 食事について栄養士さんの話を聞いても，実際1人だし，妻が亡くなるまで食事は自分で作ったことがないから自分が話を聞いてもダメだよ．

→ Fさんが食事療法（減塩）を行う上で妨げになっていることは，自分では食事が作れないこと，どの程度塩分を減らすかについて数字のうえでは理解できているが，実際の食事に使われている塩分の量などが理解できていないことである．そのため手軽に摂取できる外食やお惣菜・コンビニ食になっている．

❺ Fさんは，日頃どのようなことにストレスを感じているのでしょうか？

- 65歳まで会社勤めで，週末はゴルフとかに行っていたんだけど，仕事を辞めて，この心筋梗塞になってからは運動という運動はしていないよ．お酒も飲まないから友だちとも夜，出歩く機会はなくなったよね．妻がいろいろと気遣ってくれて，旅行に行ったりしていたけれどね……．

→ 退職し，さらに病気になったことで運動をする機会や職場の人との交流が減ったこと，

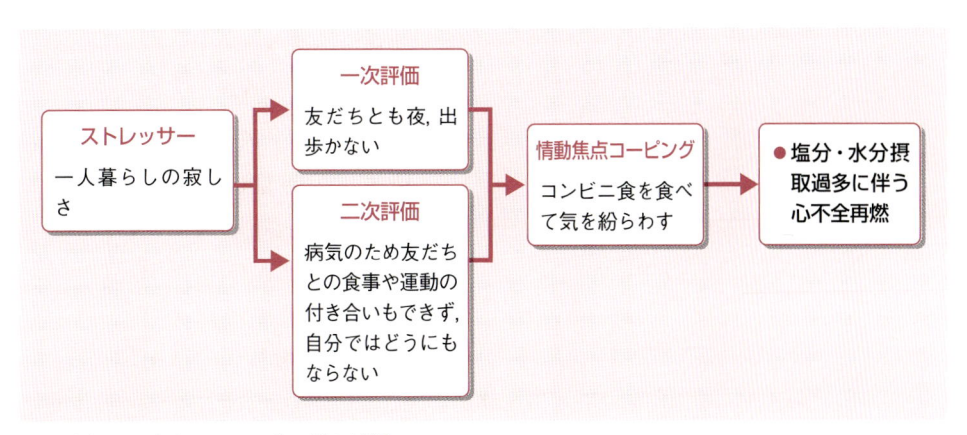

```
ストレッサー              一次評価
一人暮らしの寂しさ  →   友だちとも夜,出歩かない
                          ↓
                         二次評価          →  情動焦点コーピング      →  ・塩分・水分摂取過多に伴う
                         病気のため友だち        コンビニ食を食べて          心不全再燃
                         との食事や運動の        気を紛らわす
                         付き合いもできず,
                         自分ではどうにも
                         ならない
```

■ Fさんのストレスコーピングの状況

奥さんが亡くなったことなどに寂しさを感じ，それがストレスになっているが，病気があるため，友人との食事や運動などはできないと考えており，そのため情動焦点コーピングとして，簡単に食べられるコンビニ食により，対処している．

❻ Fさんは，食事療法（減塩）を行う上で，周囲からどのくらいのサポートが受けられるでしょうか？

- へぇ～．知らなかった．塩分やカロリーを計算して，毎日家まで届けてくれるサービスがあるなんて……．
- 1日どれくらいお金はかかるんだろうか？　でも，年金を使うこともないから，どうにかなるかな……．

➡家族や友人のサポートを受けることは難しいと思う．しかし，宅配サービスなどの社会資源の利用について金銭的な問題を解決すれば利用できそうである．

❼ Fさんは，健康は自分の行動（努力）によって決まるものだと，どれくらい思っているのでしょうか．

- 妻の食事は薄味だったからね．妻がいろいろと自分のことを管理してくれていたんだよ．
- きちんと体によいものをバランスよく食べたほうがいいよね．

➡体によいものを食べたほうがよいと思ってはいるが，これまでは妻がしてくれていることをそのまま受け入れていたため，どちらかというと自分の行動（努力）でとは思っていない．

❽ Fさんは，高血圧症・虚血性心筋症（ICM）のための食事療法を行うことに対して，変化のステージモデルのどのステージにいるでしょうか？

- 今は，自分でできないから，外食やお惣菜を買っているけれど，どうせ食べるんだったら好きな物を食べたい，でも食べに行ってもさ，家に帰ってのどが渇いて水をたくさん飲んでしまうし，だったらきちんと体によいものをバランスよく食べたほうがいいよね．
- へぇ～．知らなかった．塩分やカロリーを計算して，毎日家まで届けてくれるサービスがあるなんて……．
- 1日どれくらいお金はかかるんだろうか？　でも，年金を使うこともないから，どうにかなるかな……．

➡Fさんは，宅配サービスを利用することに関心を示している．具体的にどのくらいお金がかかるかも気にしており，準備期に近い「関心期」にあると考えられる．

■介入方法の検討

　Fさんは，60歳から高血圧があり，10年前には心筋梗塞になり，その後，虚血性心筋症の状態となった．妻が食事や水分管理を行っていたことにより，塩分制限を守ることができ，10年間心不全を発症することなく経過していた．しかし，2年前に妻が亡くなったことで，食生活が乱れ，もともとあった高血圧の状態に，塩分や水分の過剰摂取が影響し，左心不全の状態となって入院することとなった．Fさんは，食事療法をすることは自分にとって必要だと理解しているが，自分ではできないと思っている．また，Fさんは，82歳と高齢であり，これから自分で食事を作ることができるように支援するより，社会資源を活用しながら，自分でできる方法を一緒に考えていくことが重要である．病態に関してもあまり理解できていないようだが，年齢を考えると食事療法ができることだけを目標として，介入すべきと考える．

項目	評価	介入方法
よい	○	●Fさんは高血圧症もあるので，食事療法（減塩）は自分にとって必要だと思っているため，特に介入は必要ない．
自信	×	●Fさんは現在独居で，今まで家事を行ってこなかったことから，自信がなく，自分1人では難しいと思っている． ●食事療法の結果について期待はあるが，その行動が自分で行えるか自信がない． ●独居の人でも比較的実施できている宅配サービスなどについて伝えて，自分でもできそうだという気持ちになってもらう．
まずい	○	●Fさんは自覚症状が出現しており，少しずつではあるが，以前と比べて症状が悪化しているという危機感を抱くようになっている．
妨げ	×	●Fさんは独居生活をしており，自分では家事ができないため食事療法ができないという思いが強く，栄養指導で栄養士から話を聞いても減塩6gの食事などのイメージがわかない．そのため，宅配サービスなどの社会資源の活用方法を伝え（コミットメント），それらの利用によるメリットなどを理解し，関心を高められるようにかかわることで，「妨げ」をなくすことにつなげることができる．
ストレス	×	●Fさんは，一人暮らしの寂しさを食事で紛らわそうと思っているが，塩分の多いものを食べたいと思っているわけではなく，おいしいものを食べたいと思っている．宅配サービスがFさんにとっておいしい食事であると知ってもらえれば，食事によるコーピング行動でも問題ないため，Fさんの好みに合う宅配サービスを提案する．
サポート受けて	○	●Fさんの場合，社会資源の活用に対して抵抗がないため，どのように利用できるのかといった情報を提供し，不安に思うことを聞きながら支援していく．
努力の	×	●Fさんは，食事についてはこれまで妻に頼っていて，妻の食事療法にしたがっていた．そのため，宅配サービスが自分の好みに合うものであれば，受け入れて実施できると思われる．

項目	評価	介入方法
ステージ	関心期（準備期に近い）	●不健康な行動を続けることや，健康によい行動を行うことへのセルフイメージについて，再評価してもらう働きかけが重要になる（自己の再評価）． ●妻がFさんの食事を管理していたころを振り返ってもらい，そのときの健康状態を再評価することにより，塩分制限が必要であるという意識を強化する．さらに，簡単に実施できる方法があること，たとえば宅配サービスのような社会資源があることを知ってもらい，退院後の食事療法の実施方法を具体的にイメージできるように働きかけていくことで，準備期に移行できると考える．

まとめ

　この事例は，82歳の独居高齢者へのかかわりのケースであるが，患者がどのような生活環境で生活をしているかを把握したうえで，患者に対して社会支援が利用できることを知ってもらうことが大切だと感じたケースであった．

　また，食生活の環境を変えるだけで友人や社会との交流が増えることにもつながること，1日分の食事を作るための材料費や買い物に行く時間や労力を評価した場合に，社会資源（宅配サービス）を利用したほうが結果的にはコストがかからないなど，細かな内容について照らし合わせながら話すことも大切である．

　Fさんの場合，父親も同じ心筋梗塞で亡くなっていることから，そのことを振り返り，同じような人生を歩きたいか，そうでないかを十分に聞き出していくようなかかわりも大切だったと思う．

（加川陽子）

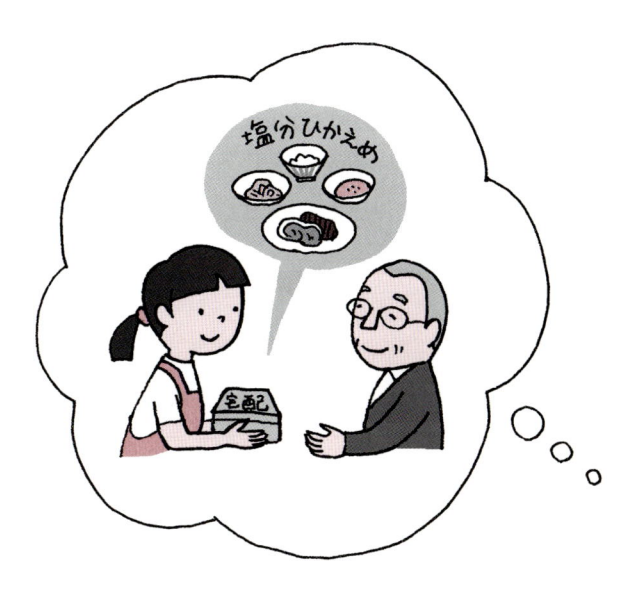

事例6　独居高齢者である心不全患者のFさん

事例7 在宅酸素療養中の患者Gさん

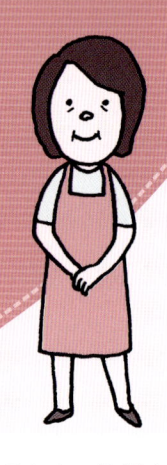

事例紹介

　65歳，女性．55歳ごろから疲れやすさを自覚していた．63歳のとき，旅行中に息苦しくなり入院．その際に心拡大，肺うっ血を認め，心不全加療となった．心不全を呈する原疾患精査のため当院を紹介されていたが，旅行と重なっていたため受診しなかった．翌月，家事をしていたところ，息苦しさを自覚し，急性心不全の診断で緊急入院となった．利尿薬投与，安静，酸素により症状は回復した．原疾患精査のため，経胸壁心エコー，経食道心エコー，心臓カテーテル検査，心筋生検を行ったところ，拡張型心筋症と診断され，内服加療の方針となり，以後，外来通院していた．

　64歳のとき，家事中に呼吸困難感と眩暈を自覚し，当院を受診．急性心不全の診断で緊急入院となった．その際，主治医の指示と娘からの強い勧めで在宅酸素を導入した．在宅酸素導入後は調子がよかったため，酸素をはずしがちになっていた．

　65歳のとき（在宅酸素療法導入3か月後），夜間に発作的な呼吸困難感と湿性咳嗽，下腿浮腫を自覚し，救急外来を受診．3回目の急性心不全で入院となった．

　家族は娘1人と夫．娘は結婚し別居しているが，孫はいない．夫と2人暮らし．20歳から経理の仕事をしていたが，40歳からは専業主婦となる．旅行を趣味にもつ．

■Gさんのこれまでの軌跡

ステージA	ステージB	ステージC	ステージD
	55歳 疲れやすさを自覚	63歳 　呼吸困難を主訴に初回心不全入院 　拡張型心筋症と診断 64歳 　呼吸困難感・眩暈を主訴に2回目の心不全入院 　在宅酸素療法を導入 65歳 　安静時発作性呼吸困難・湿性咳嗽・下腿浮腫を 　主訴に3回目の心不全入院	

検査所見と治療内容

● バイタルサインと身体所見

血圧 86/52 mmHg，心拍数 80 回/分，酸素飽和度（SpO$_2$）92％．

心音：Ⅲ音聴取．肺音：両肺ラ音聴取．

下腿浮腫，頸静脈怒張軽度あり．

身長 156 cm，体重 45 kg，BMI 18.5 kg/m^2

● 血液データ

血液検査	値	生化学検査	値
WBC（白血球数）	5.6×10^3/μL	TP（総蛋白）	6.6 g/dL
RBC（赤血球数）	4.0×10^6/μL	Alb（アルブミン）	3.8 g/dL
Hb（ヘモグロビン）	15.3 g/dL	CK（クレアチンキナーゼ）	47 U/L
Ht（ヘマトクリット）	46.9％	AST（GOT）（アスパラギン酸アミノトランスフェラーゼ）	68 U/L
Plt（血小板数）	93×10^3/μL	ALT（GPT）（アラニンアミノトランスフェラーゼ）	70 U/L
		LDH（乳酸脱水素酵素）	524 U/L
		ALP（アルカリフォスファターゼ）	203 U/L
		γ-GTP（γグルタミルトランスペプチダーゼ）	73 U/L
		e-GFR（推算糸球体濾過率）	48.1 mL/分/1.73 m^2
		Cr（クレアチニン）	1.17 mg/dL
		UA（尿酸）	5.9 mg/dL
		BUN（尿素窒素）	31.4 mg/dL
		BS（血糖値）	138 mg/dL
		HbA$_{1c}$（NGSP）（ヘモグロビン A$_{1c}$）	6.0％
		TG（中性脂肪）	64 mg/dL
		T-Cho（総コレステロール）	163 mg/dL
		LDL/HDL	1.6
		NT-pro BNP	14,174.0 pg/mL
		hsCRP（高感度 CRP）	0.10 mg/dL

● 胸部 X 線

両下肺野に肺うっ血あり．CTR 63％．

● 心エコー

左室駆出率（EF）24％，左房拡大あり．

三尖弁逆流（TR）軽度，僧房弁逆流（MR）軽度あり，肺動脈弁閉鎖不全（PR）あり．

下大静脈拡張あり．

● 心電図

洞調律であるが，異常 Q 波，QRS 波の幅の延長あり．

● 投薬内容

処方薬（商品名）	一般名	規格	量/日	用法
ラシックス	フロセミド	20 mg，錠	2錠	朝，昼
アルダクトンA	スピロノラクトン	25 mg，錠	1錠	朝
レニベース	エナラプリルマレイン酸塩	2.5 mg，錠	1錠	朝
メインテート	ビソプロロールフマル酸塩	0.625 mg，錠	1錠	朝，夕
バイアスピリン	アスピリン	100 mg，錠	1錠	朝

■Meeting（Gさんとの会話）

Gさん，今回は3回目の心不全入院ですね．

今回は入院が長くなっちゃったわね．こんなに長いのは初めて．点滴も何回も入れ替えたし，安静にしてるってことがこんなにつらいとは思ってなかった．どうしてかしら？　特にいつもと変わらない生活をしていたのに．

具体的にはどんな生活をしていたのですか？

そうね．朝は8時ごろ起きて，家の前を掃き掃除して．その後朝ご飯をつくるの．お父さんがご飯とお味噌汁が好きだから毎日作るわね．栄養士さんに言われたとおり，減塩のお味噌を使っているのよ．その後は，庭のお花に水をあげたり，家のお掃除したり，洗濯したりして．お昼は1時ごろね．週に1回はお父さんと出かけて外食しているの．おそばとか軽い物よ．夜は私が作るわね．

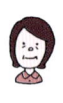

毎日家事をしているのですか？

お掃除は毎日ね．でも最近は息が切れることが多いから休み休みよ．洗濯は週に2回くらいにしたし，取りこむのはお父さんにお願いしてやってもらうようにしたの．

家事の間，酸素は付けていますか？

そうねぇ．正直，煩わしいときがあって．ちょっと庭の掃き掃除とかお花の水やりとかのときは付けてないわね．疲れたら休んでいるからいいんじゃないかしら？　すぐよくなるし……．家事のときも火元がよくないって看護師さんから聞いたからはずしているのよね．あと，掃除機をかけるときも邪魔だから付けてないわね．

> 火元に酸素は危険という前回入院時の看護指導は守っているんだな．外出時はどうしているんだろう？

外に出かけるときはどうですか？

そうね．近くに出かけるときは付けてないわね．遠くに行くときは付けるわよ．あれ付けていると駅員さんとか親切にしてくれるし，電車でも席譲ってくれるのよ．

遠くに行くときはなぜ酸素を付けるのですか？

出先で具合が悪くなったら困るでしょう？

そのとき酸素を付けると症状の違いはありますか？

長い時間歩くときは付けていると安心だし，付けて歩くと息もそんなに切れないわね．

> 遠くに行くときに酸素を使用することで症状が出にくくなるという自覚はあるんだな．じゃあ，なぜ近くに出かけるときには使用しないんだろう？

では近くに出かけるときはなぜ付けないのですか？

近所の人に具合が悪いって思われたくないんだもの．ずっと今のところに住んでるから，みんな知り合いだし，何人か友人もいて旅行もいっしょに行ってたの．日帰りバスツアーも入れると年に5,6回は行ってたわね．でも酸素を付け始めてからはみんなに「具合よくないんだから無理しないで」って言われちゃって．日帰り旅行もずっと行ってないの．私，旅行だけが生きがいなのに．最近は旅番組ばっかり見ちゃうのよね．

> 友人に具合が悪いと思われたくない気持ちが強くて，酸素を付けないのだな．

そうなんですね．酸素を付けていて呼吸は楽になりますか？

う～ん．テレビを見てるときと夜寝るときは酸素を付けているんだけど，そういうときに付けていてもあんまり変わらないわね．

では，昼間は大体，付けていないということですか？

お父さんにも「付けとかなきゃだめだろう」って怒られるんだけどね．ずっと付けていると時々，鼻血が出ちゃうし，お鼻の下のところが痛くなるからはずしちゃうの．酸素の管の長さも限りがあるでしょ？　動ける範囲が狭くて自由がきかないし．もともと先生と娘に強く勧められて始めたし，娘にも「絶対，在宅酸素やらなきゃだめ」って怒られちゃったから．私はいらないと思っていたんだけど．最近は調子がよかったものだから，つい煩わしいと思って，はずしちゃってたのよね．

> 在宅酸素を続ける上で障害になることがあるんだな．

Gさんの酸素量は2Lでしたね？　加湿水を入れないタイプでしたか？

加湿水？　そんなものを入れるところはなかったわね．うち狭いから，小さくて邪魔にならないタイプのものを選んだから．

家事をしていて，時々息が切れるということですが，どのくらいで息切れしますか？

10分くらい動いていると息が切れてくるわね．ふぅーってなって，少し休んでまたやるの．そういえば入院する少し前は息が切れて休むことが多くなった気がするわ．このときに無理しなければよかったのかしらね．

休むときにも酸素は付けないのですか？

そうね，付けてないわ．考えもしなかった．休むとき，ちゃんと酸素付けていたら早くよくなっていたのかしら？

早くよくなるかもしれませんね．家事のときも付けながらやればもっとよいと思いますよ．歩いているときはどうですか？

でもそうね，やっぱり10分くらい歩いていると，息が苦しくなるかしらね．

そういうときも少し休むのですか？

座れるベンチみたいなものがあれば休むんだけどね．

ベンチがないと，そのまま無理して歩きますか？

うーん．ちょっと止まって休むときもあるわよ．でも大体は，もうちょっとゆっくり歩くようにしてるかな？

むくみとかは出ていませんでしたか？

> 最近足がむくむようになってきたのよ．私，あまりむくむことはなかったのに．なんでかしら？

> （心不全の症状が理解できていないから症状モニタリングができていないんだな．）

> むくみは右心不全の症状なんですよ．今回の心不全の原因は，Gさんは何だと思いますか？

> う〜ん，やっぱり酸素を付けていなかったから？ 付けていないと悪くなるってことが今回よくわかったわ．

> 酸素を付けていれば心臓の負担が軽くなりますからね．退院してから在宅酸素を付ける時間や機会は増やせそうですか？

> 今回みたいに長くてつらい入院はもう嫌だから，煩わしくてもちゃんと酸素を付けないとダメね．

■行動変容のためのアセスメント

❶ Gさんは，在宅酸素を使用することについて，どれくらいよいことだと思っているのでしょうか？

- う〜ん．テレビを見てるときと夜寝るときは酸素を付けているんだけど，そういうときに付けていてもあんまり変わらないわね．
- 疲れたら休んでいるからいいんじゃないかしら？ すぐよくなるし……．
- 今回みたいに長くてつらい入院はもう嫌だから，煩わしくてもちゃんと酸素を付けないとダメね．

➡ 在宅酸素を使用していても呼吸や症状が改善すると思っていない．また，疲れを感じたとき，休息で症状が改善すると思っていることから，よいことだとは思っていなかった．しかし，今回の入院が長期化し，つらいと思っており，在宅酸素の必要性を感じ始めている．

❷ Gさんは，在宅酸素を使用することについて，どれくらい自信があるのでしょうか？

- テレビを見てるときと夜寝るときは酸素を付けているんだけど，
- お父さんにも「付けとかなきゃだめだろう」って怒られるんだけどね．ずっと付けていると時々，鼻血が出ちゃうし，お鼻の下のところが痛くなるからはずしちゃうの．

➡ 在宅酸素を装着することについて鼻血などネガティブなイメージを抱いており，自信はもっていない．しかし，自分の活動の邪魔にならない余暇時間や就寝時には必ず装着できており，活動時間以外に装着することには自信がある．

❸ Gさんは，今の自分の状況について，どれくらいまずいと思っているのでしょうか？

- 今回は入院が長くなっちゃったわね．こんなに長いのは初めて．点滴も何回も入れ替えたし，安静にしてるってことがこんなにつらいとは思ってなかった．
- お掃除は毎日ね．でも最近は息が切れることが多いから休み休みよ．洗濯は週に2回くらいにしたし，取りこむのはお父さんにお願いしてやってもらうようにしたの．
- そういえば入院する少し前は息が切れて休むことが多くなった気がするわ．このときに無理しなければよかったのかしらね．

➡ 入院前に症状が悪化していたことについてあまり自覚がなかったが，振り返ってみてそのことに気付き，危機感を感じている．

❹ Gさんにとって，在宅酸素を使用する上で，妨げになっていることは何でしょうか？

- 正直，煩わしいときがあって．ちょっと庭の掃き掃除とかお花の水やりとかのときは付けてないわね．
- 掃除機をかけるときも邪魔だから付けてないわね．
- 近くに出かけるときは付けてないわね．
- 近所の人に具合が悪いって思われたくないんだもの．
- ずっと付けていると時々，鼻血が出ちゃうし，お鼻の下のところが痛くなるからはずしちゃうの．

➡ 酸素チューブの煩わしさ，時々出る鼻血，チューブの圧迫で長時間装着すると鼻の下が痛くなること，近所の人に具合が悪いと思われたくないという自尊心が妨げの要因となっている．

❺ Gさんは，日頃どのようなことにストレスを感じているのでしょうか？

- 近所の人に具合が悪いって思われたくないんだもの．ずっと今のところに住んでるから，みんな知り合いだし，何人か友人もいて旅行も一緒に行ってたの．日帰りバスツアーも入れると年に5，6回は行ってたわね．でも酸素を付け始めてからはみんなに「具合よくないんだから無理しないで」って言われちゃって．日帰り旅行もずっと行ってないの．私，旅行だけが生きがいなのに．最近は旅番組ばっかり見ちゃうのよね．

➡️ Gさんは友人と旅行に行けないことがストレッサーとなっており，旅行だけが生きがいなのにと一次評価し，友人に気を遣わせるので旅行に行けないことを自分ではどうにもできないと二次評価している．その結果，旅行番組を見ることで気持ちを落ち着かせようとするという問題焦点コーピング行動をとっている．

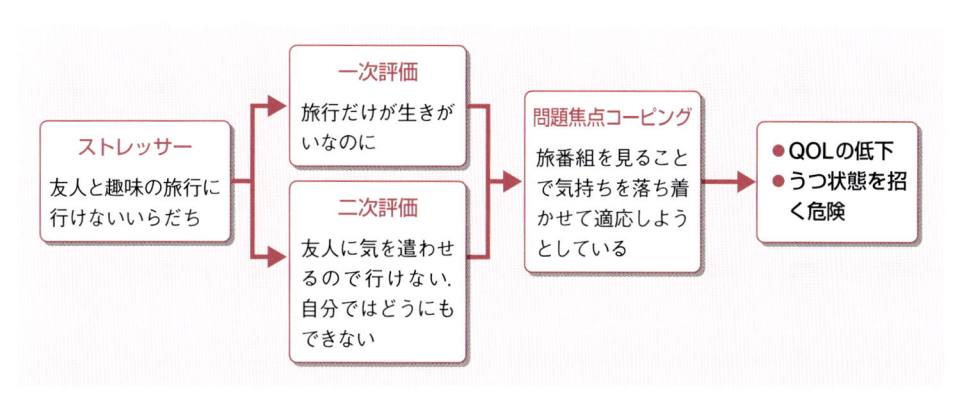

```
ストレッサー          →   一次評価
友人と趣味の旅行に        旅行だけが生きが
行けないいらだち         いなのに
                                          問題焦点コーピング
                     →   二次評価           旅番組を見ること    → ● QOLの低下
                         友人に気を遣わせ     で気持ちを落ち着      ● うつ状態を招
                         るので行けない．     かせて適応しよう        く危険
                         自分ではどうにも     としている
                         できない
```

■ Gさんのストレスコーピングの状況

❻ Gさんは，在宅酸素を使用する上で，周囲からどのくらいのサポートが受けられるでしょうか？

- あれ付けていると駅員さんとか親切にしてくれるし，電車でも席譲ってくれるのよ．
- 父さんにも「付けとかなきゃだめだろう」って怒られるんだけどね．

➡️ 外出の際には周囲の親切な人からの手段的サポートが得られているが，絶対受けられると保証されているサポートではない．
家では夫が心配して声をかけてくれており，情緒的サポートは得られている．

❼ Gさんは，健康は自分の行動（努力）によって決まるものだと，どれくらい思っているのでしょうか？

- もともと先生と娘に強く勧められて始めたし，娘にも「絶対，在宅酸素やらなきゃだめ」って怒られちゃったから．私はいらないと思っていたんだけど．最近は調子がよかったものだから，つい煩わしいと思って，はずしちゃってたのよね．

➡️ 在宅酸素を始める際，医師や娘の勧めで始めており，Gさんのコントロール所在は強力な他者に対する「外的コントロール所在」であるといえる．よって自分の努力で健康が左右されるとは思っていない．

❽ 😊 Gさんは，在宅酸素の使用に対して，変化のステージモデルのどのステージにいるでしょうか？

- 遠くに行くときは付けるわよ．
- 長い時間歩くときは付けていると安心だし，付けて歩くと息もそんなに切れないわね．
- テレビを見てるときと夜寝るときは酸素を付けてるんだけど．
- 正直，煩わしいときがあって．ちょっと庭の掃き掃除とかお花の水やりとかのときは付けてないわね．家事のときも火元がよくないって看護師さんから聞いたからはずしているのよね．
- あと，掃除機をかけるときも邪魔だから付けてないわね．
- 今回みたいに長くてつらい入院はもう嫌だから，煩わしくてもちゃんと酸素を付けないとダメね．

➡ Gさんは余暇時や就寝時，遠方への外出時には在宅酸素を使用できており，遠方への外出時には症状の出にくさも自覚している．変化のステージモデルでは「行動期」にいると考えられる．しかし，煩わしい，友人に具合が悪いと思われたくないという思いから，その行動が確立できていない．

しかし，今回の心不全入院を「つらかった」と感じており，在宅酸素の使用についても「今回みたいに長くてつらい入院はもう嫌だから，煩わしくてもちゃんと酸素を付けないとダメね」と発言していることから，働きかけにより行動が確立できる可能性がある．

■介入方法の検討

　Gさんは肺うっ血，下腿浮腫，頸静脈軽度怒張などの右心不全症状と，息切れ，発作性および労作時の呼吸困難など左心不全症状を呈しており，左室駆出率（EF）は24％であった．相対的に中等度僧帽弁閉鎖不全および中等度三尖弁閉鎖不全を来たしていた．
　入院後，安静，酸素，利尿薬静脈注射，点滴投与を開始し，心不全治療を行った．除水に伴い血圧低下を認めたため，カテコラミン製剤を併用した．カテコラミンの併用により，血圧が安定し，徐々に体重減少を認めた．入院時，低心機能であったため，血圧安定後40病日目に心臓リハビリテーション（以下，心リハ）を開始．カテコラミン併用で心リハを進め，48病日目に一般病棟へ転棟した．
　このような状態になっていたにもかかわらず，Gさんは在宅酸素療法を実施することをあまりよいと思っておらず，自信もない．また，在宅酸素そのものが自分の生活にとって妨げとなっていると思っていることが窺えた．したがって，Gさんが，自分の生活の中で，在宅酸素療法と折り合いをつけられるように介入方法を検討していく必要があった．

項目	評価	介入方法
よい	△	●在宅酸素を使用しても症状の改善を自覚していなかったために，よいことと感じていなかったが，入院が長期化してつらいと感じていることから，酸素が心臓に与える影響とGさんにとっての必要性を理解できれば，よいことと考えられる可能性がある． ●終日使用することにより，症状の軽減や早期回復を促進し，その結果，心不全予防につながり，趣味の旅行に行けるようになることを説明する．
自信	×	●自分の活動の邪魔にならない余暇時間や就寝時，遠方への外出時には必ず装着できており，家事などで活動する時間以外に酸素を装着することについては自信があり，自己の成功経験として自覚がある． ●しかし，家事活動中や近所への外出時には酸素の使用ができていない．在宅酸素を開始したのが，主治医の指示や娘からの勧めであったことから，医師や娘から言語的説得をしてもらうことや夫・娘からのサポートを得ることで，家事活動中に酸素を使用することに自信がもてるようになる可能性がある． ●Gさんの自信を妨げる要因には，酸素チューブの煩わしさや鼻血が出ること，長時間の装着により鼻の下が痛くなることなどがある．これらを解消する方法を提案すれば使用できるようになる可能性が高い．この方法の提案については「妨げ」の項を参照．
まずい	△	●在宅酸素を使用することにより遠方への外出時，息切れがしにくくなると自覚しているが，出現した症状が軽減するとは認識していないため，酸素の使用が心不全予防につながるという理解ができていない． ●終日使用しなければ心不全を繰り返し，趣味の旅行ばかりか，生命の危険があることを知ってもらう必要がある．
妨げ	×	●在宅酸素を使用する上での障害について，酸素濃縮器を加湿器付きのものに変更する，鼻の下にスプレータイプの被覆材を使用するなど，ネガティブなイメージを払拭する代替案を提供する． ●近所の人の目を気にすることについて，いっしょに旅行に行けるようになるためには在宅酸素の使用が必須であり，使用することで調子がよくなることをみずからコミットメントできるように知識をもってもらう．
ストレス	△	●一次評価，二次評価を変えられないか ・「友人に気を遣わせるので旅行に行けない」ことについて，「友人の理解を得ることができれば旅行に行ける」という考えに方向転換して，友人に疾患のことや在宅酸素について説明してみてはどうかと働きかける． ・在宅酸素を使用していれば心不全予防になり，活動範囲が広がる可能性があるので旅行に行くことができるという自信につながり，ストレッサーと認識しなくなり，旅番組を見るという問題焦点コーピングを行う必要がなくなる． ●ストレッサーに対するコーピングの方法を変えることができないか ・友人の理解が得られれば日帰り旅行から行き始めることができるのではないかという説得を行う． ・同じ問題焦点コーピングでも「仕方なく」旅番組を見るのではなく，「次に旅行に行くときのための情報収集」と，考え方を変換させる働きかけを行う．
サポート受けて	○	●夫のサポートがあるため，近所の友人に対してGさんが疾患や在宅酸素について説明することで，共に行動する際の手段的サポートが得られるようになると考えられる．

項目	評価	介入方法
努力の	×	●医師の指示や娘の勧めで在宅酸素を始めたこと，栄養士に言われた減塩を守っていること，看護師から言われた火元へ酸素を持ち込まないという行動を守れていることから，Gさんの行動は強力な他者に対する外的コントロール所在であることがわかる． ●在宅酸素を継続して終日使用するためには，信頼している医師や娘の協力を得て，そのことについて促してもらうことが有効と考えられる．
ステージ	行動期	●行動期にあるが，継続して終日使用ができていないため，できるように働きかけることが必要である． ●実際の行動に焦点をあてていくことで行動を強化することができる．そのため，余暇時や就寝時，遠方への外出時に在宅酸素を使用できていることを賞賛し，継続するように促す． ●友人に「在宅酸素を使用していると調子がよくなるし，症状も軽減するので，使用していれば旅行に行っても問題ない」とコミットメントすることを勧める． ●家事活動時に使用できていないことについては，使用することが心不全の再発予防につながること，症状が出現した際には回復の促進や症状の軽減につながり，その結果，活動範囲が拡大し，日帰り旅行などの趣味ができるようになることを説明し，豊かな生活の質を保証する． ●遠方への外出の際，酸素を使用していると息切れがしにくくなるというよい経験をしている．入院前に家事で息切れをしやすくなったという自覚もあった．これらの体験を活かし，入院中に酸素を使用しながら家事同様の活動をしてもらい，症状自体が出現しにくくなること，症状が出現しても短時間の休憩で回復することを体験することが成功経験となり，結果期待を高められる． ●Gさんの健康に対するコントロール所在は外的コントロール所在であるため，在宅酸素を使用していることについて夫や娘から賞賛を得ることや，「ちゃんと付けているね」と気づき，声をかけてもらうことで，その行動が促進される． ●調子がよくなると活動時に在宅酸素の使用をやめてしまう可能性がある．夫や娘，医師の情緒的サポートを活用し，主観的規範を高めていくことが行動期から維持期への移行につながると考える． ●Gさんは社交的な性格であるため，在宅酸素の患者会などもあることを紹介し，維持行動ができるように促すことも有効である．

まとめ

　本事例は，在宅酸素について医師や娘など他者からの外的コントロール所在によって動機づけされたGさんが，在宅酸素を終日使用できていなかったことから症状が悪化し，心不全入院したケースである．そのため，Gさんには，終日在宅酸素を使用することをよいことだと認識し，自信をもってもらうように働きかけることが大切であった．

　行動期にあるGさんが今後も継続して在宅酸素を使用し，維持期にもっていけるようにするには，Gさん自身が「自分には在宅酸素を終日使用する必要がある」ことを理解すること，入院中に活動時に酸素を使用することで症状が出現しなくなる，症状が出現しても早く回復するという成功経験をしてもらい，結果期待を高めることが重要である．また，周囲のソーシャルサポートを得られるようにコミットメントすることの重要さを理解してもらう必要もある．そのためには医療者は，余暇時や就寝時，遠方への外出時に使用できていることは賞賛すること，使用できなかった妨げとなる要因を解消する具体案を提案し，実際に成功経験してもらうことで「それなら私にもできる」という

ポジティブなイメージをもち，自信をもってもらえるように働きかけることが重要である．

(中本美佳子)

● 参考文献：
1) 松本千秋：医療・保健スタッフのための健康行動理論の基礎〜生活習慣病を中心に〜．医歯薬出版；2002．
2) 松本千秋：医療・保健スタッフのための健康行動理論 実践編〜生活習慣病の予防と治療のために〜，医歯薬出版；2002．
3) 三浦稚郁子：フィジカルアセスメント徹底ガイド 循環．中山書店；2011．p.62-76．
4) 落合慈之：循環器疾患ビジュアルブック．学研メディカル秀潤社；2010．p.218-222．

3章 セルフケア支援の実際〜事例をとおして健康行動理論を身につける

事例8 植え込み型除細動器（ICD）挿入患者Hさん

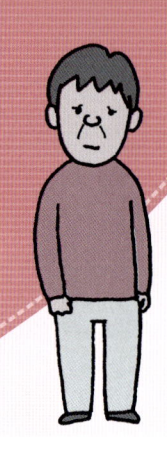

事例紹介

42歳，男性．22歳のときに，会社の健診で心雑音を指摘され，病院受診の結果，大動脈閉鎖不全症（AR）の診断を受けた．

28歳のときに，A病院で大動脈弁置換術（AVR）を施行した後，継続通院を勧められていたが，自己中断していた．33歳のときに，A病院で人工弁感染性心内膜炎（PVE）を発症し，Bentall術を施行したが，その後も通院を自己中断しており，服薬の継続ができていない．

今年に入り，心房細動（AF）を契機に心不全を発症し，A病院に再入院となった．AFは除細動により洞調律に復帰した．その後，本人の希望で当院に転院となった．心機能評価と治療方針検討の目的で，心臓カテーテル検査（CAG）を施行した結果，弁膜症性心筋症と診断された．左室駆出率（EF）が20％と低心機能であり，電気生理学的検査（EPS）にて，心室頻拍（VT），心室細動（VF）が誘発されたことにより，植え込み型除細動器（ICD）の適応となり，植え込み術を行った．

家族は母親（76歳）と2人暮らし．仕事は41歳まで会社員をしていたが，徐々に就業が困難になり退職．現在は自宅でできるIT関係の仕事を1日10時間している．食事は，ほぼ自宅でとっており，調理は母親がしている．以前に母親とともに栄養指導を受けており，減塩食を心がけているという．20歳から喫煙と飲酒をしていたが，41歳のときに禁煙と禁酒をしている．

■Hさんのこれまでの軌跡

ステージA	ステージB	ステージC	ステージD
20歳〜 　喫煙40本/日 　飲酒 22歳 　健診で心雑音を指摘	28歳 　ARによりAVR実施 　PVE発症，Bentall術 41歳 　禁煙，禁酒	42歳 　AF契機の心不全で入院，除細動にて洞調律に復帰 CAG：冠動脈に有意狭窄なし．EF 20％．弁膜症性心筋症と診断 EPS：VT, VFあり 　ICD植え込み	

AVR, Bentall術後も通院を自己中断していた

検査所見と治療内容

● バイタルサインと身体所見

血圧 110/76 mmHg，心拍数 62 回/分．
身長 166 cm，体重 68 kg，BMI 24.7 kg/m²．

● 血液データ（ICD 植え込み後）

血液検査	値	生化学検査	値
WBC（白血球数）	5.0×10³/μL	TP（総蛋白）	6.7 g/dL
RBC（赤血球数）	4.56×10⁶/μL	Alb（アルブミン）	4.5 g/dL
Hb（ヘモグロビン）	14.4 g/dL	CK（クレアチニンキナーゼ）	280 U/L
Ht（ヘマトクリット）	42.6%	AST（GOT）（アスパラギン酸アミノトランスフェラーゼ）	50 U/L
Plt（血小板数）	130×10³/μL	ALT（GPT）（アラニンアミノトランスフェラーゼ）	50 U/L
		LDH（乳酸脱水素酵素）	340 U/L
		ALP（アルカリフォスファターゼ）	200 U/L
		γ-GTP（γグルタミルトランスペプチダーゼ）	37 U/L
		Cr（クレアチニン）	1.0 mg/dL
		UA（尿酸）	7.0 mg/dL
		BUN（尿素窒素）	17.0 mg/dL
		HbA₁c（NGSP）（ヘモグロビン A₁c）	5.4%
		TG（中性脂肪）	170 mg/dL
		T-Cho（総コレステロール）	180 mg/dL
		HDL-Cho（HDL-コレステロール）	50 mg/dL
		LDL-Cho（LDL-コレステロール）	100 mg/dL
		NT-pro BNP	4,150.0 pg/mL
		hsCRP（高感度 CRP）	1.0 mg/dL

● 12 誘導心電図

【入院時】

心房細動（AF）．電気的除細動により洞調律に復帰，Ⅰ度房室ブロックと完全右脚ブロックあり．

【ICD 植え込み後】

洞調律（自己リズム），心拍数 72 回/分，Ⅰ度房室ブロックと完全右脚ブロックあり．

● 投薬内容

処方薬（商品名）	一般名	規格	量/日	用法
ワーファリン	ワルファリンカリウム	1 mg，錠	5 錠	朝
ザイロリック	アロプリノール	100 mg，錠	1 錠	夕
ブロプレス	カンデサルタンシレキセチル	2 mg，錠	0.5 錠	朝
ラシックス	フロセミド	20 mg，錠	1 錠	朝
アーチスト	カルベジロール	1.25 mg，錠	4 錠	朝，夕

3章 ●セルフケア支援の実際～事例をとおして健康行動理論を身につける

■Meeting（Hさんとの会話）

　Hさんは，ICD植え込みを行っており，定期的な外来通院が必要であるが，これまで何度も外来通院を中断しているため，その継続についてHさんの思いを確認した．

> Hさん，退院後の生活について，相談していきたいと思います．まずは，これまでの生活について，お聞きします．今回で入院は4回目になりますね．大きな手術もされていますが，これまで手術後の生活は，どんなふうに送られていたのですか？

> 弁膜症で2回手術を受けましたが，経過もよくて，仕事も普通にできましたよ．もう治ったと思って，病院にも行かなくていいと思っていたから，薬も適当に飲んでました．酒とたばこはやめましたけどね．

> 手術後はもう治ったと思われていたのですね．今回は，心不全や不整脈で治療をしていますが，同じように治ったと思われていますか？

> 今までと同じようにはいかないと思っています．今までは，仕事もできたし，体を動かしても問題なかったし．でもね，実はアパートの3階に住んでいるんですが，エレベーターがなくて，1年くらい前から階段を昇るのもきつかったんです．疲れやすいし，今までのように動くと息切れがつらくて．

> （これまでは，通院も服薬も自己中断していたようだけど，状態が悪化してきて，考えが変わってきているようだわ．一つひとつの行動についてどう思っているのか，確認していこう．）

> ご自分でも徐々に体調が悪くなって，自覚症状も感じておられたんですね．何か，対策などとられていましたか？

> 結局，きつくて仕事も辞めました．これじゃどんどん悪くなるなと思って，それでたばこも酒もやめたんです．

> どんどん悪くなると思って，生活習慣を変えてこられていたんですね．食事についてはどのようにお考えですか？

> 食事はね，以前入院したときに母と一緒に栄養指導を受けたんですよ．母も狭心症がありますからね．それから母が減塩に気遣ってくれています．なるべく，家で食事をとるようにしていました．年老いた母の苦労を無駄にしたくはないですから．

👩 減塩食は，お母様の協力もあり，意識されていたのですね．外来通院や内服薬を自己中断されていたこともあったとお聞きしましたが，現在はどう考えていますか？

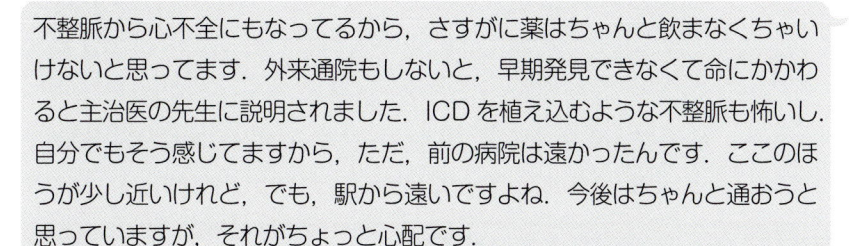

👦 不整脈から心不全にもなってるから，さすがに薬はちゃんと飲まなくちゃいけないと思ってます．外来通院もしないと，早期発見できなくて命にかかわると主治医の先生に説明されました．ICDを植え込むような不整脈も怖いし．自分でもそう感じてますから．ただ，前の病院は遠かったんです．ここのほうが少し近いけれど，でも，駅から遠いですよね．今後はちゃんと通おうと思っていますが，それがちょっと心配です．

👩 外来通院や内服に関しては考えが変わったのですね．何かきっかけがありましたか？

👦 この1年で，本当に自分の心臓が悪くなってきているって感じています．とにかく毎日の生活がきつくて……．ICDを入れるようなことにもなって……，このままではやっぱりまずいなって思っています．入院前の生活を続けると，心不全になってしまいますよね．もう苦しい思いはしたくないです．

👩 *Hさんは自分の病状をかなり深刻に受け止めているようだな．今回の心不全のきっかけには，動き過ぎたこともあったのかな．これも聞いてみよう．*

👩 ご自分の病状を厳しく受け止めているのですね．今回，心不全のきっかけとして，動き過ぎたことがあげられているのですが，身体を動かすことについては，どうお考えですか？

👦 今までは，動くことで体力が向上して，心臓も鍛えられると思っていました．だけど，心不全で入院する前は，200 mを歩いただけでも息が上がってしまって，道路の壁に寄りかかりたい，休みたいと思っていました．でも，70歳を過ぎた高齢の方ならば，そのような光景に違和感はないかもしれませんが，僕みたいな年齢の人間がそんなことをしていると，周りから見て変に感じられるのではないかと思って，我慢して歩いていました．だから，長く歩かなきゃいけない遠い病院には行けなくなったんです．

👩 *外来通院の妨げは，遠いということだけなんだな．通院すれば内服はどうにかなりそうかな．*

👩 前のようには動けなくなっていることで，気苦労されているんですね．外来に定期的に通うことについて心配なことなどはありますか？

> 動きすぎも心不全の原因だと言われたので，通院で負担がかからないか心配です．車もないし．だけど，母親と2人暮らしで，自分に何かあると母親に迷惑がかかるから，自分のことは自分でできなきゃだめだと思っています．母親に弱いところを見せたくないし，心配するでしょうし．買い物一つにしても，年老いた母の代わりに荷物をもってやりたいと思うから，つい無理をしてしまう．動くなって言われても，それじゃ生活していけないでしょう．だから，ちゃんと治療を続けて，少しでもよくしたほうがいいですよね．

■行動変容のためのアセスメント

❶ Hさんは，外来通院をすることについて，どれくらいよいことだと思っているのでしょうか？

- もう治ったと思って，病院にも行かなくていいと思っていたから，薬も適当に飲んでました．
- 今までと同じようにはいかないと思っています．
- 不整脈から心不全にもなってるから，さすがに薬はちゃんと飲まなくちゃいけないと思ってます．外来通院もしないと，早期発見できなくて命にかかわると主治医の先生に説明されました．ICDを植え込むような不整脈も怖いし．自分でもそう感じてますから．

➡「もう治った」という思い込みから，外来通院も自己中断をしていた経緯があるが，徐々に日常生活に支障を来たす自覚症状が出現してきたことより，自主的に仕事を退職し，禁酒・禁煙も取り入れるなど，外来通院が必要であり，心不全予防に向けた生活を送る必要があるという自覚が高まっている．

❷ Hさんは，外来通院をすることについて，どのくらい自信があるのでしょうか？

- 200 mを歩いただけでも息が上がってしまって，道路の壁に寄りかかりたい，休みたいと思っていました．

➡入院前に歩いただけで息が上がるという負の経験があり，外来通院で心臓に負担がかかるのではないかと心配しており，自信がない．

❸ Hさんは，今の自分の状況について，どれくらいまずいと思っているのでしょうか？

- 外来通院もしないと，早期発見できなくて命にかかわると主治医の先生に説明されました．
- ICDを植え込むような不整脈も怖いし．
- この1年で，本当に自分の心臓が悪くなってきているって感じています．
- とにかく毎日の生活がきつくて……．
- ICDを入れるようなことにもなって……，このままではやっぱりまずいなって思っています．
- 入院前の生活を続けると，心不全になってしまいますよね．もう苦しい思いはしたくないです．

➡ Hさんは，過去の心臓手術後は「もう治った」との勘違いから通院も服薬も自己中断していたが，現在は自分の心臓が徐々に悪くなっていると感じ，「このままではまずい」との思いが強くなっている．今回の入院により，さらに危機感が強くなってきている．

❹ Hさんにとって，外来通院する上で，妨げになっていることは何でしょうか？

- アパートの3階に住んでいるんですが，エレベーターがなくて，1年くらい前から階段を昇るのもきつかったんです．
- 200 mを歩いただけでも息が上がってしまって，道路の壁に寄りかかりたい，休みたいと思っていました．
- 僕みたいな年齢の人間がそんなことをしていると，周りから見て変に感じられるのではないかと思って，我慢して歩いていました．
- 母親に弱いところを見せたくないし，心配するでしょうし．

➡ 自宅での階段昇降時や外出した際に，労作時の自覚症状を認めていても，周りの目を気にしてしまうため休息がとれない状況があった．周りの目を気にして休むべきときに休めないこと，また母親に心配をかけたくない，弱いところを見せたくないという思いが妨げとなり，負担のかかる外来通院ができていないと思われる．

❺ Hさんは，日頃どのようなことにストレスを感じているのでしょうか？

- 母親と2人暮らしで，自分に何かあると母親に迷惑がかかるから，自分のことは自分でできなきゃだめだと思っています．
- 母親に弱いところを見せたくないし，心配するでしょうし．買い物一つにしても，年老いた母の代わりに荷物をもってやりたいと思うから，つい無理をしてしまう．

➡ Hさんは，年老いた母親に心配をかけたくない，自分のことは自分でしなくてはならないと思いつつ，思うようにできない自分にストレスを感じているが，自分が無理を

すれば，母親に迷惑をかけないと思い，問題焦点コーピングとして，自分の身体機能以上の活動をして，対処している．

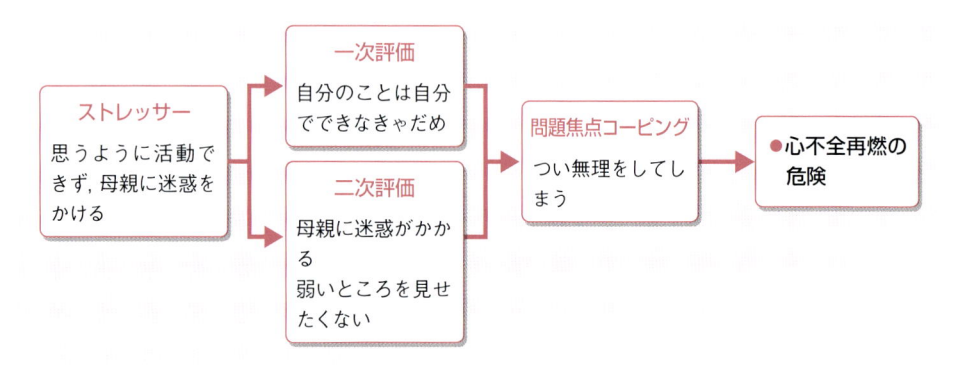

```
ストレッサー          一次評価
思うように活動でき    自分のことは自分
ず，母親に迷惑を      でできなきゃだめ        問題焦点コーピング    心不全再燃の
かける                                        つい無理をしてし      危険
                      二次評価                まう
                      母親に迷惑がかか
                      る
                      弱いところを見せ
                      たくない
```

■Hさんのストレスコーピングの状況

❻ Hさんは，外来通院する上で，周囲からどのくらいのサポートが受けられるでしょうか？

- 通院で負担がかからないか心配です．車もないし．
- 母親と2人暮らしで，自分に何かあると母親に迷惑がかかるから．

➡ Hさんは母親と2人暮らしで，母親は76歳と高齢であり，家族のサポートは難しい状態である．

❼ Hさんは，健康は自分の行動（努力）によって決まるものだと，どれくらい思っているのでしょうか？

- これじゃどんどん悪くなると思って，それでたばこも酒もやめたんです．
- 自分のことは自分でできなきゃだめだと思っています．
- 母親に弱いところを見せたくないし，心配するでしょうし．買い物一つにしても，年老いた母の代わりに荷物をもってやりたいと思うから，つい無理をしてしまう．

➡ Hさんは，徐々に日常生活に支障を来たす症状を自覚していることから，みずから禁酒や禁煙をしており，年老いた母親に頼らず，自分のことは自分で対処すべきと思っている．

❽ Hさんは，外来通院することに対して，変化のステージモデルのどのステージにいるのでしょうか？

- さすがに薬はちゃんと飲まなくちゃいけないと思っています．外来通院もしないと．
- 通院で負担がかからないか心配です．車もないし．

➡Hさんは，何度も中断していた外来通院に対して，今度は継続しようと考えている．また，外来通院をする際の具体的な問題も考えている．したがって，外来通院に関して「準備期」になっていると考えられる．

■介入方法の検討

　Hさんは，過去に心臓手術を2回受けているにもかかわらず，そのたびに外来通院と服薬を自己中断していた．これは「もう治った」という勘違いも一因として考えられるが，日常生活に支障を来たすような自覚症状もなかったため，必要性を認識できなかったことも考えられる．しかし，心不全のステージが進み，日常生活に支障を来たす症状が出現したことや，ICD植え込みをする状態となり，生活習慣を整える必要性に対する考えが徐々に変わってきている．一方で，日常生活に支障を来たす症状があることにより，外来通院ができるか自信がなく，思うように活動できないことが妨げになっている．Hさんは，外来通院ができれば，服薬を継続することや生活習慣をみずから改善することも可能であると考えられたため，Hさんの身体機能でどのように外来通院をしていくか，どうすれば日常生活を支障なく送ることができるか，また，外来通院監視型リハビリテーション導入のための介入計画について検討した．

項目	評価	介入方法
よい	△	●Hさんは，心不全予防のために生活習慣を整えていく必要性についての認識は高まっているが，自分のような若い人間が休んでいる姿をみられると，変に感じられると思ったり，年老いた母親の買い物の荷物を運ぶことすらできないことを負担に思っていることから，無理して動いてしまう危険もある．再発予防に向けて活動量を調整していくためには，Hさんが身体活動量について正しく理解し，活動量の調整の有益性を強く感じてもらえるように働きかけていく必要がある． ●心不全のメカニズムについて，正しく理解できるように説明を行う． ●心不全の再発により発生する問題について，認識を高められるように説明を行う． ●心臓に負担のかかる運動や生活行動について，理解できるように説明を行う．
自信	△	●心不全予防のために活動量の調整を行う必要はあるが，負担がかかるからといって，日常生活動作が一切できなくなるわけではないことを説明する． ●自分の心臓に合わせた生活の送り方について，心臓に負担をかけない活動の指標を得るためにも，心肺運動負荷試験（CPX）を行い，運動処方に基づく活動を取り入れていくことが有効であることを説明し，外来通院監視型リハに参加することを提案する． ●CPXの結果をもとに，安全な活動範囲や活動時の注意点などを医師や理学療法士から説明してもらう． ●安全な活動を安心して実施していくのは1人では不安であり，難しいと思われる．そのため，医師の指示により入院中から心リハが実施でき，退院後も外来通院監視型リハで多職種からのサポートが受けられることを説明し，導入を促していく． ●通院には，エレベーターやエスカレーターを使用し，徒歩で時間がかかる場合は，バスを利用することを勧める． ●リハに通うことにより，徐々に運動耐容能が上がり，外来通院の身体的負担が軽減することを説明する．

項目	評価	介入方法
まずい	○	・Hさんは，入院前の生活を続けると，心不全を起こす可能性があることは理解できており，自身の影響を考え，このままではまずいという危機感をもっている．また，不整脈はいつ出現するかわからないため，自己管理をしなくてはならないという気持ちももてている．そのため，心不全を起こす契機や心不全予防に向けての自己管理方法について理解してもらう．
妨げ	×	・心不全再発予防に向けて，運動処方に基づき活動量をコントロールして生活していく必要があるが，Hさん自身のセルフイメージにより，動き過ぎてしまうことが妨げになっている．したがって，再発予防に向けてHさんのセルフイメージを変えられるように促していくことが必要である． ・若い人が歩行中に休むことはいけないことではなく，人には様々な理由があり，生活を送っているので，周囲の目を気にしないで自分の健康と安全を最優先で考えるよう働きかけていく．また，母親や周囲に現状をアピールすることで，周囲の理解，協力を求めていくことも重要であることを説明する． ・母親に迷惑をかけたくないという思いに共感しつつ，無理をして心不全を発症した場合には母親に心配をかけ，負担も生じることを考えてもらい，再発しないように生活することが母親のためにも有益であることを自覚できるように促していく．
ストレス	×	・Hさんのストレスは「思うように活動できないことにより，母親に迷惑をかけること」であり，これに対して一次評価と二次評価を変えるためには，母親の思いを確認した上で，母親はHさんの支援をすることを負担には思っていないことを伝え，思うように動けないことをストレスに感じないように働きかける． ・Hさんのコーピングは，「動けない自分に対して，無理をして動くこと」であることから，Hさんが疲れない範囲で活動できるように活動量のコントロールをしていく必要がある．そのためには「よい」「自信」の項であげたように，Hさんが身体活動量について正しく理解し，活動量の調整の有益性を強く感じてもらえるように働きかけること，運動処方に基づいた活動を取り入れられるよう働きかけることが必要である．
サポート受けて	×	・Hさんは，母親と2人暮らしで，頼れる人が母親しかいない状況である．食事管理については，母親は協力的だが，母親も狭心症の既往があり，高齢でもあるため，その他のことは迷惑をかけたくないという気持ちがあり，サポートを受けるのは難しいと思っている．また，自分の弱いところや本音を示せる相手もおらず，自身の病気や今後の経過についても1人で抱え込んでいる状況のため，まずはHさんがどのようなソーシャルサポートを必要としているかを明らかにする．その上で，ソーシャルワーカーに情報提供し，現在，利用可能であるソーシャルサポートを明らかにし，そのサポートが利用できるように働きかける． ・退院後の外来通院監視型リハでは，医師，看護師，理学療法士，栄養士，臨床心理士などの多職種から包括的な支援が受けられることを説明する．それらの支援が情緒的サポート，手段的サポートの両方につながる．
努力の	○	・Hさんは，自分のことは自分でしなくてはと思っている． ・本来，積極的に予防，治療行動に参加して，セルフケア行動へのアドヒアランスは高いと考えられるので，外来通院に関する障害を排除し，活用できる社会資源の情報提供を行えば，自分で方法を選択することができ，継続することができると考える．
ステージ	準備期	・準備期の場合，「考え方への働きかけ」はできているため，まずは「行動への働きかけ」を行う．その内容は「コミットメント」が中心となる．「コミットメント」には，「(ある行動方針に)身を投じること，明言，公約」などの意味がある．変化のステージモデルでは，コミットメントを「行動変容することを選び，決意し，それを表明することや，行動変容する能力を信じること」と捉える． ・Hさんへの「コミットメント」の具体的な働きかけとしては，母親や友人などに現状についてアピールしてもらうことや，退院後の外来通院監視型リハの参加の予約を取ってもらうことなどがあげられる．

■まとめ

　この事例は，手術後より通院を自己中断し，セルフケアが実践されず，心不全となり，その後，致死性不整脈，低心機能を認め，ICDを植え込みしたケースである．

　医療者は，通院を自己中断する患者やセルフケアが実践されず入院となる患者に対して，医療者の価値観である，前向きに治療を行う患者像を押し付けてしまう傾向にある．しかし患者の生活習慣は，長年培ってきたものであり，様々な知識を有していても行動に移すことが困難な場合が多い．そのため，理想的な内容の看護指導ではなく，まずは，心不全やその治療に対する患者の思いやセルフケア実践の障壁を明らかにすることが必要となる．また，患者が心負荷となる行動をやむを得ずとる場合には，患者の行動の背景にある問題を見出し，アセスメントした上で，患者と共に対処方法を検討することが重要となる．

　ICDを植え込みした患者が自分なりの生活ができることが，患者の心理社会面において大切である．そのためには，「安全な生活活動の確認と調整」が必要と考える．また，患者が病状や予後をどのように受け止め，どのように生きていきたいかを自己決定できるような支援も必要である．その上で，患者の価値観や生活環境に沿ったセルフケア実践や利用可能な社会資源を患者と共に見出すことが重要である．

（野杁奈穂美）

事例 9 低心機能であり，心不全で入退院を繰り返す患者Iさん

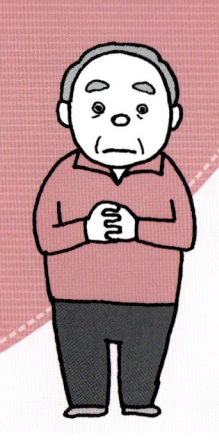

事例紹介

67歳，男性．診断名はうっ血性心不全（ステージC），陳旧性心筋梗塞，慢性心房細動，慢性腎臓病（ステージG3b）．

50歳のときに，高血圧を指摘され，内服治療を開始．

62歳のときに，急性心筋梗塞（前壁中隔）を発症し，緊急冠動脈形成術（PCI）を施行．心筋逸脱酵素（CPK）は高値を示し，広範囲な心筋梗塞であることが示唆された．退院後は仕事に復帰し，外来通院で治療していた．

64歳のときに，怠薬による急性心不全での心不全初回入院となった．その後も怠薬や塩分過多，過活動による心不全急性増悪で，年に1〜2回，入退院を繰り返す．

今回は，入院1週間前より材木作業で息苦しさが出現．入院3日前から室内歩行や階段昇降などの日常生活動作で息切れを感じるようになった．入院前日には夜間就寝後に突然息が吸いづらいという呼吸困難感が出現し，救急車を要請．搬送時は呼吸困難感が強く，「苦しい．助けてくれ！」と繰り返し叫んでいた．病院到着時も「苦しい！」という訴えを繰り返し，医療者の腕にしがみつく様子が認められた．心不全増悪の誘因として過活動が考えられ，慢性心不全の急性増悪（CS2）で緊急入院となる．

仕事は，材木店を経営している．家族は妻と2人暮らし．息子は1人で，独立し，結婚している．趣味は日曜大工で，材木をもつことやカンナをかけたりしながら作業場で過ごすことが多い．

Iさんのこれまでの軌跡

ステージA	ステージB	ステージC	ステージD
50歳 高血圧 内服は仕事の忙しさを理由に断続的に自己中断していた	62歳 急性心筋梗塞（前壁中隔） #6にPCI施行 退院後も仕事は継続．薬の飲み忘れも改善せず，食事に気を遣うこともなかった	64歳 怠薬による心不全急性増悪で心不全初回入院 64〜66歳 怠薬・塩分過多・過活動による心不全急性増悪で3回入院している	

検査所見と治療内容

- バイタルサインおよび身体所見（入院時）

血圧 135/80 mmHg，脈拍 120～140 回/分（心房細動），呼吸数 30 回/分，酸素飽和度（SpO$_2$）88%（酸素マスク 5 L 吸入下）．

PAO$_2$ 69.6 mmHg，PCO$_2$ 29.9 mmHg，pH 7.457，HCO$_3$ 21.1 mmol/L，BE −2.2 mmHg，Lactate 0.71 mmol/L（酸素マスク 5 L 吸入下）．

聴診上，Ⅲ音と両肺野で coarse crackle を聴取．

左右対称性の下腿浮腫（pitting edema），頸静脈怒張を認める．四肢末梢は温かく，冷汗はない．

身長 163 cm，体重 68 kg．

- 血液データ（入院時）

血液検査	値	生化学検査	値
Hb（ヘモグロビン）	10.9 g/dL	Alb（アルブミン）	4.0 g/dL
Ht（ヘマトクリット）	32.3%	AST（GOT）（アスパラギン酸アミノトランスフェラーゼ）	51 U/L
		ALT（GPT）（アラニンアミノトランスフェラーゼ）	34 U/L
		LDH（乳酸脱水素酵素）	415 U/L
		γ-GTP（γグルタミルトランスペプチダーゼ）	51 U/L
		e-GFR（推算糸球体濾過率）	33.2 mL/分/1.73 m^2
		Cr（クレアチニン）	1.70 mg/dL
		BUN（尿素窒素）	28.3 mg/dL
		NT-pro BNP	12,376 pg/mL

- 胸部 X 線（入院時）

肺うっ血・両側胸水あり，CTR 67%．

- 経胸壁心エコー

【入院時】

左室駆出率（EF）16%．

三尖弁逆流（TR）中等度，僧房弁閉鎖不全（MR）軽微．

【退院時】

左室駆出率（EF）24%．

三尖弁逆流（TR）軽微，僧房弁閉鎖不全（MR）軽微．

●投薬内容（入院時）

処方薬（商品名）	一般名	規格	量/日	用法
アーチスト	カルベジロール	2.5 mg，錠	1錠	朝
レニベース	エナラプリルマレイン酸塩	5 mg，錠	1錠	朝
アダラートCR	ニフェジピン徐放剤	20 mg，錠	1錠	朝
ラシックス	フロセミド	20 mg，錠	1錠	朝
アルダクトンA	スピロノラクトン	25 mg，錠	1錠	朝
バイアスピリン	アスピリン	100 mg，錠	1錠	朝
プラビックス	クロピドグレル硫酸塩	75 mg，錠	1錠	朝
リピトール	アトルバスタチンカルシウム水和物	10 mg，錠	1錠	朝

●治療内容

　　入院後は，心負荷軽減を目的に安静，酸素療法，点滴を使用した心不全治療が開始された．呼吸困難感や心臓前負荷，後負荷の軽減を目的に非侵襲的陽圧換気（NPPV）による呼吸補助を，肺うっ血や胸水，下腿浮腫などの循環血漿量の増加に対してはカルペリチド（hANP）やフロセミドの静脈内点滴が施行された．治療による反応は良好であり，尿量の増加と体重の減少とともに呼吸困難感は改善した．入院2病日目には一般病棟へ転床．酸素マスクから経鼻カヌラへ移行するが，経皮的酸素飽和度（SpO_2）は97～98％と良好な値を保っていた．尿量や体重変動，脈拍，SpO_2モニター，呼吸状態などの推移を見ながら安静度を拡大し，入院3病日目には心臓リハビリテーション（以下，心リハ）が開始された．

■Meeting（Iさんとの会話）

　　集中治療室から一般病棟へ転床後，会話による息切れ，SpO_2の変動がないことを確認し，話を聞いた．

> Iさん，身体の調子はいかがですか？　入院前は非常に苦しかったと聞いていますが，今はどうでしょうか？

> 今回は寝ているときに突然，苦しくなりました．起きると多少は落ち着きましたが，それでも苦しくて救急車を呼びました．以前は少しずつ苦しくなって，病院に来たら入院しましょうという感じでしたが，今回は大変でした．もう死んでしまうのかと思うくらい苦しかったですね．今は息苦しさもなく，だいぶ落ち着いています．

> そうですか．とても苦しかったのですね．

> はい，こんなに苦しくなるとは……．とてもびっくりしました．どうしてこうなったのでしょう？

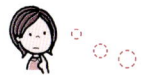

発作性夜間呼吸困難は心不全に特徴的な症状だな．就寝後の呼吸困難感は今回，初めての体験．Iさんにとっては，とても脅威に感じてしまうような体験だったのだな．

とてもびっくりされたのですね．今回の経緯について，医師や看護師からはどのような話がありましたか？

先生からは，今回の原因は心不全と言われました．以前も心不全で何度か入院をしていますが，どうして，こう何回も入院するのでしょうか？　心筋梗塞のときは，カテーテルをしてよくなったと先生から言われました．その後，心不全で入院したときも，治療をしたらすぐによくなりました．心臓の機能が弱っていると言われますが，よくなって退院したのに，また入院するなんて……．入院のたびに食事や薬，運動について看護師さんから注意をされますが，よくなって退院したのに，どうして気をつけなければいけないのでしょうか？　仕事が忙しいときは薬を飲み忘れることがありますが，それでも特に変わりはありません．特に変わったことをするわけではなく，いつもと変わらない生活をしているのに，急に苦しくなったり，入院したり……，そんなに私の生活がいけないのでしょうか？　もうこんなに苦しい思いをしたくありませんし，入院もしたくありません．この際だから，今回は看護師さんの話をしっかり聴いて帰ろうと思っています．

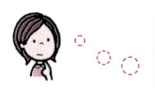

心不全は慢性疾患で進行性の病態だから，治ることがない．入院するたびに心機能は落ちていくと言われている．Iさんは，心臓の機能が弱っているという認識だけで，自分の病気とリスクファクターとの関係に対する知識が少ないかもしれない．心不全の病態，そして心不全の増悪因子は患者の生活習慣が半分くらいを占めることを説明しながら，Iさん自身が前向きに療養行動を考えられるようにすることが必要だな．まずはIさんが自分の身体をどのように考えているのか，詳しく聴いてみよう．

心臓が弱っていると言われましたが，Iさん自身，ご自分の身体をどのようにお考えですか？　今までの生活と比べ，何か変わったことはありますか？

変わったことですか？　そう言えば……，以前よりも疲れやすくなったような気がします．ずっと材木店を経営しているので，材木をよく扱います．前は100kgぐらい簡単に持てました．でも今は10kgぐらいでしょうか．それだけでも疲れます．カンナをかけると息も切れていたような気がします．作業場で動いた後は，階段も少ししんどかったかもしれませんね．

> 心不全が進行することで，日常生活に変化が出てきているな．Ｉさんは，自分の体験を振り返ることで，以前とは違う自分の身体を認識するきっかけができたかもしれない．今後の生活については，どのように考えているのかな．

以前と比べて疲れやすさや息切れを感じるようになってきたのですね．医師が言っていたように，それらの症状は，心臓が弱ってきたサインかもしれませんね．看護師から生活についての話があったと言われましたが，今後の生活については，どのようにお考えですか？

看護師さんからは，あんまり動くなとか，薬はちゃんと飲めとか，塩分には気をつけなさいとか言われました．入院のたびに言われています．だけど，いつもパンフレットを読むだけで，どのぐらい動けるかとか，薬も何がどう効くかもわからないし，飲んでいても効果がわかりません．塩分だってどうしたらよいかを教えてくれません．僕は食事を作りませんし，聞いてもよくわからないことが多いです．家族の協力がないとできないですし……．でも今回のような苦しい思いはしたくないですし，もう入院もしたくないので，今度は言われたとおりにがんばりたいと思います．でも……，あまり動くなって言っても，材木作業は僕の趣味でもあるし，いろいろな物を作ることで気が紛れます．仕事ではいろいろな人とかかわるし，経営のことなどを考えるとストレスがたまります．経営者として仕方のないことだと思いますが，我慢しなければいけないことが多いのです．……材木作業ができないとなると，ストレス発散や趣味を楽しむ機会がなくなってしまう……こんなにたくさんのことをちゃんとできるのでしょうか？

いろいろなことができるかどうか，とても不安に思われているのですね．どのぐらい動けるかは，リハビリをしながら一緒に考えていきましょう．お薬もどのような作用があるのかを詳しくお話しします．食事については，ご家族も交えながら考えていくことにしましょう．Ｉさんができることを一緒に考えていきましょうね．

■ 行動変容のためのアセスメント

❶ Ｉさんは，生活習慣を見直すことについて，どれくらいよいことだと思っているのでしょうか？

- 入院のたびに食事や薬，運動について看護師さんから注意されますが，よくなって退院したのに，どうして気をつけなければいけないのでしょうか？

- そんなに私の生活がいけないのでしょうか？　もうこんなに苦しい思いをしたくありませんし，入院もしたくありません．この際だから，今回は看護師さんの話をしっかり聴いて帰ろうと思っています．

➡ 看護師からの情報提供により，運動・食事・内服の必要性を感じ始めている．今までの生活習慣を見直すことが，呼吸困難感の回避や再入院予防というIさんが望むアウトカムの達成に必要なことであるという認識は芽生えてきている．

❷ Iさんは，生活習慣を見直すことについて，どれくらい自信があるのでしょうか？

- 看護師さんからは，あんまり動くなとか，薬はちゃんと飲めとか，塩分には気をつけなさいとか言われました．入院のたびに言われています．だけど，いつもパンフレットを読むだけで，どのぐらい動けるかとか，薬も何がどう効くかもわからないし，飲んでいても効果がわかりません．塩分だってどうしたらよいかを教えてくれません．僕は食事を作りませんし，聞いてもよくわからないことが多いのです．家族の協力がないとできないですし……．

➡ 今までの看護師からの説明は，Iさんが理解できるものではなく，これならできそうだという思いにまで至っていない．Iさんの生活に合わせた具体的な説明が必要である．

❸ Iさんは，今の自分の状況について，どれくらいまずいと思っているのでしょうか？

- 今回の原因は心不全と言われました．以前も心不全で何度か入院をしていますが，どうして，こう何回も入院するのでしょうか？　心筋梗塞のときは，カテーテルをしてよくなったと先生から言われました．その後，心不全で入院したときも，治療をしたらすぐによくなりました．心臓の機能が弱っていると言われますが，よくなって退院したのに，また入院するなんて……．
- いつもと変わらない生活をしているのに，急に苦しくなったり，入院したり……，そんなに私の生活がいけないのでしょうか？　もうこんなに苦しい思いをしたくありませんし，入院もしたくありません．

➡ 自分の病気とリスクファクターとの関係についての知識は不足しているようだが，このままではいけないという意識が芽生えてきている．

❹ Iさんにとって，生活習慣を見直す上で，妨げになっていることは何でしょうか？

- 薬も何がどう効くかもわからないし，飲んでいても効果がわかりません．

3章 ●セルフケア支援の実際～事例をとおして健康行動理論を身につける

- 仕事ではいろいろな人とかかわるし，経営のことなどを考えるとストレスがたまります．経営者として仕方のないことだと思いますが，我慢しなければいけないことが多いのです．……材木作業ができないとなると，ストレス発散や趣味を楽しむ機会がなくなってしまう

➡ 看護師が提案した，よりよい生活習慣を獲得するために，どのような行動を起こせばよいのかがわからず，行動に対する効力信念が低下している．また，内服行動をとることで期待される結果についての結果期待も低下している．さらに，仕事を継続していくことが生活習慣を見直す上での妨げとなっている．

❺ Iさんは，日頃どのようなことにストレスを感じているのでしょうか？

- 仕事ではいろいろな人とかかわるし，経営のことなどを考えるとストレスがたまります．経営者として仕方のないことだと思いますが，我慢しなければいけないことが多いのです．……材木作業ができないとなると，ストレス発散や趣味を楽しむ機会がなくなってしまう

➡ 仕事での人間関係や経営者としてのストレスを感じているが，経営者として我慢しなければならず，問題そのものに対処できないため，本来好きな材木作業を行って対処しようとしている．

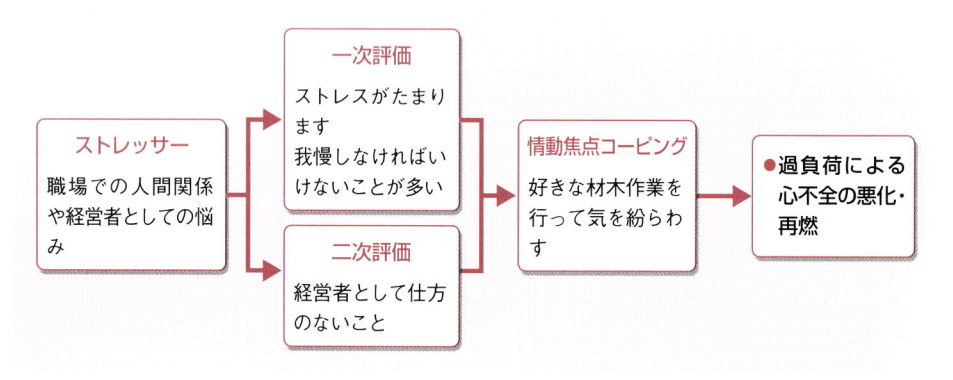

```
ストレッサー          一次評価
職場での人間関係  →  ストレスがたまります      →  情動焦点コーピング     →  ●過負荷による
や経営者としての悩     我慢しなければい              好きな材木作業を           心不全の悪化・
み                    けないことが多い              行って気を紛らわす         再燃
                  →  二次評価
                      経営者として仕方
                      のないこと
```

■Iさんのストレスコーピングの状況

❻ Iさんは，生活習慣を見直す上で，周囲からどのくらいのサポートが受けられるでしょうか？

- 塩分だって……家族の協力がないとできないですし……．

➡ 食事は妻が作っているようだが，どのぐらいの協力が得られるのかを評価できていない．退院後の療養生活について不安があるIさんにとって，家族の協力は心強い手助

けになる可能性がある．疾患の理解も含め，家族にどのぐらいのサポート力があるのかを評価していきながら，介入方法を検討していくことが必要．

❼ Iさんは，健康は自分の行動（努力）によって決まるものだと，どれくらい思っているのでしょうか？

- 薬も何がどう効くかもわからないし，飲んでいても効果がわかりません．
- 心臓の機能が弱っていると言われますが，よくなって退院したのに，また入院するなんて……．入院のたびに食事や薬，運動について看護師さんから注意されますが，よくなって退院したのに，どうして気をつけなければいけないのでしょうか？

➡ Iさんは，自分の生活が疾患に対してどのような影響があるのかを理解できていない．生活習慣の見直しが，心不全増悪や再入院予防には欠かせないものであると認識できるよう，自分の病気とリスクファクターとの関係について，Iさんが理解できる言葉で説明していくことが必要．

❽ Iさんは，生活習慣を見直すことに対して，変化のステージモデルのどのステージにいるでしょうか？

- いつもと変わらない生活をしているのに，急に苦しくなったり，入院したり……，そんなに私の生活がいけないのでしょうか？
- もうこんなに苦しい思いをしたくありませんし，入院もしたくありません．この際だから，看護師さんの話をしっかり聴いて帰ろうと思っています．
- 看護師さんからは，あんまり動くなとか，薬はちゃんと飲めとか，塩分には気をつけなさいとか言われました．

➡ Iさんは変化のステージモデルの「関心期」にいると考えられる．苦しかった体験や弱りつつある自分は再入院の可能性が高いのではないかという思いが，生活習慣の見直しに対して前向きな姿勢を作り，看護師の声に耳を傾ける準備を整えたものと考える．

■介入方法の検討

　Iさんにとって，今回体験した夜間発作性呼吸困難は，生命を脅かすほどの脅威であった．また，生活で体験した心不全症状を振り返ることで，心不全で弱りつつある自分の身体を認識でき，自分の療養行動を見直す気持ちになっているが，療養行動に対してのレディネス（教育的準備状態）は整いつつあるものの，心不全を予防するための具体的な行動を考える知識はなく，すぐに行動へ移そうというところまでは至っていない．そのため，自信をもって療養行動ができるような介入計画を検討した．

項目	評価	介入方法
よい	△	・Iさんは，看護師の説明により，呼吸困難感の回避，そして再入院予防というアウトカムの達成には，生活習慣を見直さなければならないと感じ始めている．しかし，自分の病気とリスクファクターとの関係については十分に理解しておらず，生活の再構築が本当に自分の求めるアウトカムに結び付くとまでは考えられていない．そのため，心不全の病態と塩分・過活動・怠薬がどのように影響するかを丁寧に説明し，生活の見直しをする利益について考えてもらう必要がある．
自信	×	・Iさんは，どのような行動が，どのような利益をもたらすかについての理解が不十分である． ・自己効力理論では，結果期待よりも効力信念が高いと，より行動に向かうとされている．看護師は，Iさんに対し，行動の有益性を伝えていくとともに，Iさん自身が可能であると判断できる具体的な療養行動を共に考えていく姿勢が必要である． ・腎機能が低下しているIさんは，血管内volumeの変動に対する予備能が低いことが考えられる．血管内volumeのわずかな変動で，溢水による左室拡張末期圧の上昇から心不全の急性増悪を来たす可能性がある．そのため，塩分管理は心不全増悪予防を図る上で重要な療養行動である．塩分を意識した食生活では，妻も交えて日頃の食事内容やその認識について聴いていくとともに，行動の有益性を説明し，可能な範囲での改善点を提案しながら，Iさん，そして妻の自己効力感を高めていく． ・服薬管理では，利尿薬などの短期的な効果だけではなく，交感神経やレニン-アンジオテンシン-アルドステロン系（RAA系）の抑制による予後改善などの長期的な利益も説明し，アウトカムの達成には必要不可欠な療養行動であることを伝えていく． ・活動に対しては，心肺運動負荷試験（CPX）では運動耐容能の低下を示す結果が出ている．また，volume reductionにより，右心系の縮小やTRの改善を認めるものの，EFおよびDcT（deceleration time, E波減速時間）はそれほど変化を認めておらず，重度の収縮・拡張機能障害を示している．これは，慢性的に左室拡張末期圧が高い状態を示唆し，容易に心不全増悪を来たす可能性が考えられ，非常に多くの活動制限が必要な状態であるといえる．Iさんが今まで普通に行ってきた重いものを持つことやカンナがけなどの等尺性運動でも疲労感や息切れを認めるなど，（Iさんが思う通常の生活でも）心負荷につながることを説明していかなければならない．これは，今までの生活史を大きく変えていく作業である．そのため，心リハ時だけでなく，入院生活における労作の中での症状を常に聴きながら，血圧や脈拍の変動，息切れの程度，Borg指数などを用い，症状や徴候をその都度，フィードバックし，現在の身体状況を伝えていくとともに，METS表を用いながら，活動強度を具体的にイメージできるように説明していく． ●**POINT** 目標設定では，患者自身がこれならできると認識すること（行動形成，シェイピング）が重要である．看護目標の達成まで，いくつかのステップに分け，患者の自己効力感を高めていくようにする．
まずい	○	・Iさんは，今回体験した夜間発作性呼吸困難により，生命の危険を感じている．健康信念モデルによる疾患に対する脅威は，十分に感じている．退院後の療養行動に対する意識は高まりつつあり，行動の有益性を患者のアウトカムと結び付けて説明していくことが必要である．
妨げ	×	・経営者として現役で働いているため，退院後にIさんに求められる肉体活動も多いことが予測される．まずは仕事内容を細かく聴き出しながら，Iさんの活動量の評価をしていく．そして，仕事との向き合い方に折り合いをつけていけるよう，可能な活動量をIさん自身が納得し，前向きに療養行動を考えていけるよう支援することが必要である． ・心不全は内部障害であり，退院後の姿は健康であると捉える可能性が考えられる．Iさんだけが行動の選択をしていくのではなく，家族や会社のスタッフも，Iさんの疾患を考慮したかかわりができるよう，ソーシャルサポートへ向けての教育もしていかなければならない． ・ソーシャルサポートに対し，医療者からの投げかけだけでなく，Iさん自身も生活の見直しを周りに発信できるよう，そして周りからの協力を得られるようコミットメントを促す．

項目	評価	介入方法
ストレス	×	●仕事での人間関係や経営者としてのストレスを抱えている．今までは材木作業でストレスを緩和していたが，運動耐容能が低いIさんにとって，それらの作業は心不全増悪の原因となる可能性が高く，今後，そのような行動はひかえなければならない．趣味をひかえることで，Iさんにとってストレスが増してしまう可能性が考えられるが，再入院や呼吸困難感を予防するというIさん自身のアウトカムを達成するために必要なことであり，Iさん自身の価値を変えるような働きかけをしていく．
サポート受けて	△	●Iさんの場合，共に暮らす妻，および息子のサポート体制を評価できていない．Iさん同様，Iさんの疾患に対する家族の理解度やサポート能力を評価していくことが必要である．
努力の	○	●疾患への脅威や自己の内省を通し，療養行動に対してのレディネスは整いつつある．結果期待や効力信念を高めながら，生活習慣を見直し，セルフモニタリングおよびセルフマネジメントを行うことで，アウトカムを達成できるという内的統制を強めていく．
ステージ	関心期	●呼吸困難という生命危機の体験，今までと違う自身の身体のことや再入院予防というアウトカムをIさんみずからが語り，退院後の療養行動について考える姿勢を認めた．これは，「感情的経験」や「意識の高揚」を意味し，今回の経験により「関心期」へ移行したものと考える． ●この時期は，「自己の再評価」が介入の中心となり，行動の利益と不利益とのバランスを考え，次のステージに移行するための準備を促す段階である． ●自身の考えに固執すると，よりよいチャンスを失うことを患者に気づかせることが，この時期には必要である． ●患者に対して，いきなり問題点を突き付けるのではなく，患者自身の内省を通し，患者みずからが行動変容の必要性を認識できるような介入が必要である．たとえば，集団講義やパンフレットの活用，そして心不全の症状や徴候のフィードバックを通し，看護師の話に耳を傾けるように促していくことが，介入のポイントとなる．

まとめ

本事例では，健康行動理論を用いたことで，Iさんのレディネスを明らかにし，Iさんのタイミングに合った教育的介入を考えることができた．

心不全患者の療養生活支援では，疾患のアセスメントだけでなく，患者自身が自分の身体をどのように捉え，今後の生活についてどのような考えをもっているのか，不安や関心事は何なのかを丁寧に聴いていくことが重要である．そのため，健康行動理論を用い，様々な視点から患者を捉えることは，患者を全体的に理解し，患者に沿った看護を実践していく上で非常に重要である．

健康行動理論を用いた意図的かつ系統的な介入は，患者を知り，患者のタイミングに合わせた効果的な看護を導く手段となり得ると考える．しかし，理論に捕われ，十分な情報を得ないまま理論を無理やり患者に当てはめようとしたり，看護師の主観で看護を進めていくようなことがないように注意する必要がある．

(阿部隼人)

3章 ● セルフケア支援の実際〜事例をとおして健康行動理論を身につける

事例10 重度大動脈弁狭窄症で準緊急手術をした患者Jさん

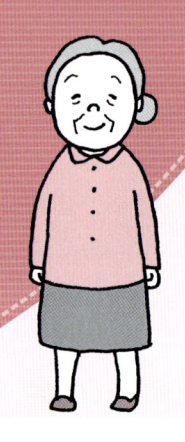

事例紹介

82歳，女性．重度大動脈弁狭窄症，心不全重症度はNYHA Ⅲで内服加療している．1か月前より微熱を認め，感冒薬を内服していたが，3日前より39度の発熱，呼吸困難感を認め，肺炎，心不全で入院となった．心不全・肺炎加療を経て精査の結果，虚血性心疾患で3枝病変と診断．入院中に，排泄後の胸痛発作出現．Jさんは侵襲的検査・治療は望まず，内科的治療を望んでいたが，安静時にも息苦しさを訴えるため，手術方針となった．

夫とは死別．子どもは娘が3人いる（3人とも既婚）．Jさんの介護は，二女と三女が交替で，Jさんが住む実家を訪問し，泊まり込みでしていた．かかりつけ医からは，「無理はさせないように」と説明を受けており，排泄はポータブルトイレを使用．食事の調理，セッティング，洗濯，掃除など身の回りのことや財産管理なども含め，すべて娘たちが役割を担っていた．

■ Jさんのこれまでの軌跡

ステージA	ステージB	ステージC	ステージD
20歳〜 　喫煙（1日1箱以上） 40歳 　高血圧・脂質異常症 　子育てを理由に無治療	55歳 　子育てがひと段落し，健康診断を受ける 　高血圧症，脂質異常症，大動脈弁狭窄症を指摘され，内服加療を開始	75歳 　NYHA Ⅱ 　夫と死別 　自営業の居酒屋の仕事を退職し，娘へ世代交代 　禁煙 80歳 　NYHA Ⅲ 　中等度〜重度大動脈弁狭窄症へ進行 　侵襲的治療を希望せず，内科的治療を継続	

■ 検査所見と治療内容

- 身体所見

  身長 145 cm，体重 40 kg．

- 血液データ

		手術前	退院時
血液検査	WBC（白血球数）	$6.2 \times 10^3/\mu L$	$9.4 \times 10^3/\mu L$
	RBC（赤血球数）	$4.16 \times 10^6/\mu L$	$3.83 \times 10^6/\mu L$
	Hb（ヘモグロビン）	12.4 g/dL	11.7 g/dL
	Ht（ヘマトクリット）	37.9%	34.9%
	Plt（血小板数）	$253 \times 10^3/\mu L$	$229 \times 10^3/\mu L$
生化学検査	TP（総蛋白）	8.2 g/dL	
	Cr（クレアチニン）	0.87 mg/dL	0.70 mg/dL
	BUN（尿素窒素）	22.1 mg/dL	21.5 mg/dL
	BS（血糖値）	99 mg/dL	
	HbA$_{1c}$（NGSP）（ヘモグロビンA$_{1c}$）	6.0%	
	TG（中性脂肪）	127 mg/dL	
	T-Cho（総コレステロール）	178 mg/dL	
	HDL-Cho	55 mg/dL	
	LDL-Cho	97 mg/dL	
	CRP（C反応性蛋白）	0.03 mg/dL	2.58 mg/dL

- 胸部X線

  CTR：術前 68％，退院時 55％．

- 心電図

  術前：洞調律，術後：心房細動に変化．

- 投薬内容（退院時）

処方薬（商品名）	一般名	規格	量/日	用法
アルダクトンA	スピロノラクトン	25 mg，錠	1錠	朝
バイアスピリン	アスピリン	100 mg，錠	1錠	朝
ラシックス	フロセミド	20 mg，錠	1錠	朝
リピトール	アトルバスタチンカルシウム水和物	5 mg，錠	1錠	朝
酸化マグネシウム	酸化マグネシウム	250 mg，錠	3錠	朝，昼，夕
テノーミン	アテノロール	50 mg，錠	2錠	朝，夕
ワーファリン	ワルファリンカリウム	1 mg，錠	2.5錠	夕

Meeting（Jさんと介護をしている二女，三女との会話）

Jさん，手術が無事に終わって，体の調子はいかがですか？

体を動かすと，まだ傷が痛みます．夜は眠れました．

これから，リハビリテーションを始めます．

点滴やら管やら付いているし，手術したばかりで痛いって言っていますし，傷が開いたら大変です．

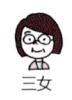

そうですね．痛みはまだつらい時期ですね．痛みについては，体の動かし方の工夫や鎮痛薬を使用することで，Jさんがつらくないようにしてから身体を動かしていきます．点滴などの管は，看護師が付き添って安全に配慮しますので，心配はありませんよ．

自宅で母をずっと介護してきました．こんな状態で体を動かすことが母にとってよいことだとは思えません．お医者さんからあまり動かさないようにときつく言われていました．無理に体を動かして，また具合が悪くなるようなことがあったら，手術したことが無駄になります．リハビリのことは，お医者さんはご存知なんでしょうか？　本当に動かしても大丈夫ですか？

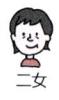

確かに，点滴などが付いていている状態でリハビリと言われると驚くと思うのですが，心臓のためにもリハビリは必要になります．今まで病気で受けた心臓へのダメージを回復させるために，身体を無理に動かすのではなく，心臓の状態に合わせて専門知識をもった看護師や理学療法士がお手伝いさせていただきます．

> 急な入院で，手術をすることになったから，娘さんの気持ちの整理がついていないのかもしれない．娘さんの気持ちを受け止めることから始めてみよう．

Jさんの手術後の経過は順調ですね．夜もお休みになられていますし，手術前より顔色も声のハリもよいと思います．リハビリの開始が遅れると，効果が薄くなってしまうこともあります．足腰も弱って，歩くこともやっとということになりかねません．

確かに，顔色もよいし，息も上がらないから元気になったとは思いますけれど……．リハビリが大事なのは，わかりますけどね．うちの母が皆さんと同じとは限らないじゃないですか．母は動かすと具合が悪くなるんです．今まで何回もそれで入退院を繰り返しています．これからだって同じはずです．自宅に帰れば，また私たちが介護しますから，無理をさせる必要はないと思

います．介護するために，私たち2人は交替で泊まって母が困らないようにしています．家のことも犠牲にしながら，今までも家族だけでやってきました．母に何かあったら，私たちの責任になりますから．

■Jさんが1人でいるときの看護師との会話

> Jさんは体を動かすことに抵抗がありますか？

> 傷は多少痛いけど，我慢できないほどじゃないし，今朝ちょっと歩いてみたけど，息もハーハーしなかった．娘たちが心配して無理しないように言ってくれているからね，それがいいんじゃないかな．

> Jさんは，退院後はどのように過ごしたいと考えていますか？

> 家に帰りたいね．家に帰れるのなら，また，娘たちの世話になるから，あの子たちが好きなようにしてもらっていい．でも，あんまり世話かけないように，トイレぐらいは1人で行けたらいいね．
> 元気なときは，散歩もしてたんだけどね．お友だちも近くにいるから，散歩もできたらいいね．でも先生が手術したら，今より動けるようになるって言ってくれたから，嫌だった手術も受けたんだ．ただ，歩くのは娘たちも無理って言っているから，諦めたほうがいいかね．

> 無理ということはありませんよ．手術ができたことで心臓の負担は入院前より軽減しています．体を動かせる範囲は，リハビリをすることで，以前より広げることができます．看護師もお手伝いするので，がんばってみませんか？

> そうなのかな……．できるのかな．息も楽にできるようになったしね．看護師さんも手伝ってくれるんだったら，できるかもしれない．
> あの子らも，ええ歳だからね．世話ばっかりかけられない．歩けるようになったら，娘たちも，私のことばかりじゃなくて，自分のことができるようになるかもしれんね．

■行動変容のためのアセスメント

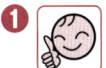

❶ Jさんは，リハをすることについて，どれくらいよいことだと思っているのでしょうか？

【本人】
● 今朝ちょっと歩いてみたけど，息もハーハーしなかった．

- あんまり世話かけないように，トイレぐらいは1人で行けたらいいね．
- 元気なときは，散歩もしてたんだけどね．お友だちも近くにいるから，散歩もできたらいいね．
- 息も楽にできるようになったしね．看護師さんも手伝ってくれるんだったら，できるかもしれない．

➡ Jさんは手術後，自覚症状の改善を感じている．手術をする前は，活動することを諦めていたが，生きがいを再び得られることに期待を寄せており，医療者による支援を求めている．
　しかし，キーパーソンである娘はリハに抵抗を感じており，Jさんは娘の考えを尊重したいという思いから，リハを進めることに遠慮がある．

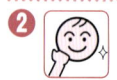

❷ Jさんは，リハをすることについて，どれくらい自信があるのでしょうか？

【本人】
- 今朝ちょっと歩いてみたけど，息もハーハーしなかった．
- 娘たちが心配して無理しないように言ってくれているからね，それがいいんじゃないかな．
- 家に帰れるのなら，また，娘たちの世話になるから，あの子たちが好きなようにしてもらっていい．
- 看護師さんも手伝ってくれるんだったら，できるかもしれない．

➡ Jさんは，今まで自宅で介護を受けながら，寝たきりの生活で症状が出ないように生活していたことから，活動することに不安がある．娘を押し切ってまで動くことへの自信はない．医療者のサポートがあれば，リハを実施できるかもしれないと考えている．

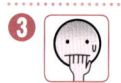

❸ Jさんは，今の自分の状況について，どれくらいまずいと思っているのでしょうか？

【本人】
- 娘たちが心配して無理しないように言ってくれているからね，それがいいんじゃないかな．

➡ 家族がよいと考えるほうに合わせ，意思決定をキーパーソンである娘に委ねており，リハをしないことをまずいとは考えていない．

❹ Jさんにとって，リハを行う上で，妨げになっていることは何でしょうか？

【本人】
- 体を動かすと，まだ傷が痛みます．
- 家に帰れるのなら，また，娘たちの世話になるから，あの子たちが好きなようにしてもらっていい．

【娘】
- こんな状態で体を動かすことが母にとってよいことだとは思えません．お医者さんからあまり動かさないようにときつく言われていました．無理に体を動かして，また具合が悪くなるようなことがあったら，手術したことが無駄になります．
- うちの母が皆さんと同じとは限らないじゃないですか．母は動かすと具合が悪くなるんです．今まで何回もそれで入退院を繰り返しています．これからだって同じはずです．

➡ 術後の疼痛も活動を妨げる一要因となっているが，Jさんは自宅で余生を過ごすことを望んでおり，「家族に迷惑がかからないようにしたい」という思いがあって，それがリハを進めることの妨げになっている．
また家族は，入院前の在宅療養の際に「安静」の必要性について指示を受けており，今までと同じ方法が正しいと考えている．さらに母親の介護に対して自信と責任感をもっているが，病態の知識不足のためにリハを行うことに抵抗があるなど，家族の考えも妨げとなっている．

❺ Jさんは，日頃どのようなことにストレスを感じているのでしょうか？

【本人】
- 家に帰れるのなら，また，娘たちの世話になるから，あの子たちが好きなようにしてもらっていい．でも，あんまり世話かけないように，トイレぐらいは1人で行けたらいいね．
- 元気なときは，散歩もしてたんだけどね．お友だちも近くにいるから，散歩もできたらいいね．
- でも先生が手術したら，今より動けるようになるって言ってくれたから，嫌だった手術も受けたんだ．ただ，歩くのは娘たちも無理って言っているから，諦めたほうがいいかね．

【娘】
- リハビリが大事なのは，わかりますけどね．うちの母が皆さんと同じとは限らないじゃないですか．母は動かすと具合が悪くなるんです．

➡ せっかく手術をしたので，リハをして動けるようになりたいと思っているが，家族が

リハに対して積極的ではなく，家族の思いとの間で葛藤している．家族に介護してもらっているという感謝の気持ちもあり，娘の言うとおりにしようと考え，そのこと自体を強いストレスとは感じていない．

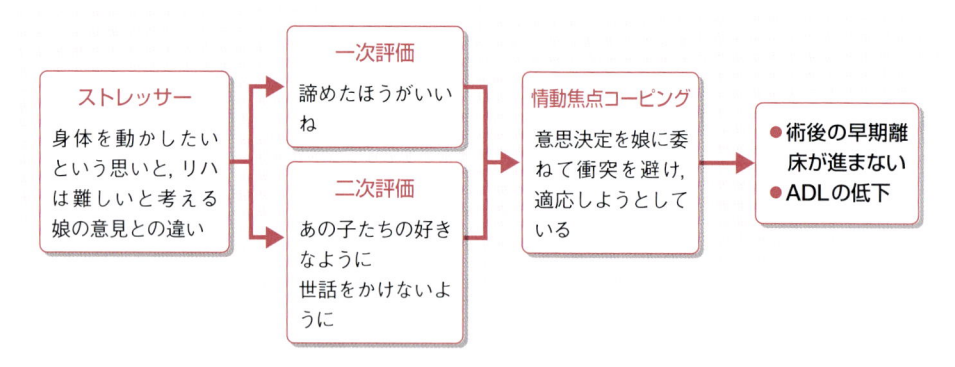

```
ストレッサー                 一次評価
身体を動かしたい    ──→   諦めたほうがいい         情動焦点コーピング
という思いと，リハ          ね                     意思決定を娘に委     ●術後の早期離
は難しいと考える                            ──→   ねて衝突を避け，  ──→  床が進まない
娘の意見との違い            二次評価               適応しようとして       ●ADLの低下
                    ──→   あの子たちの好き         いる
                          なように
                          世話をかけないよ
                          うに
```

■Jさんのストレスコーピングの状況

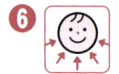

❻ Jさんは，リハをする上で，周囲からどのくらいのサポートが受けられるでしょうか？

【娘】
- 自宅に帰れば，また私たちが介護しますから，無理をさせる必要はないと思います．
- こんな状態で体を動かすことが母にとってよいことだとは思えません．
- リハビリのことは，お医者さんはご存知なんでしょうか？　本当に動かしても大丈夫ですか？
- 確かに，顔色もよいし，息も上がらないから元気になったとは思いますけれど……．

➡ Jさんは娘に生活のサポートを受けており，娘もJさんの世話に積極的であるため，娘のサポートは受けられる．

❼ Jさんは，健康は自分の行動（努力）によって決まるものだと，どれくらい思っているのでしょうか？

【本人】
- 娘たちが心配して無理しないように言ってくれているからね，それがいいんじゃないかな．
- 家に帰れるのなら，また，娘たちの世話になるから，あの子たちが好きなようにしてもらっていい．
- そうなのかな……．できるのかな．息も楽にできるようになったしね．看護師さんも手伝ってくれるんだったら，できるかもしれない．

- あの子らも，ええ歳だからね．世話ばっかりかけられない．歩けるようになったら，娘たちも，私のことばかりじゃなくて，自分のことができるようになるかもしれんね．

➡ リハについて，Jさんは娘の思いを尊重し，自立行動を増やすことは娘の世話になるため必要性がなく，また病状的にも難しいと考えていたが，看護師の説明により，病態に合わせた身体機能の改善が望めることを期待しており，挑戦する意識がある．しかし，娘がリハを進めることに不安を抱いているため，家族の抵抗を押し切ってまでリハを行う意思は弱く，自分の行動によって決まるとはあまり考えていない．

❽ Jさんは，リハをすることに対して，変化のステージモデルのどのステージにいるでしょうか？

【本人】
- 息も楽にできるようになったしね．看護師さんも手伝ってくれるんだったら，できるかもしれない．
- 元気なときは，散歩もしてたんだけどね．お友だちも近くにいるから，散歩もできたらいいね．
- 先生が手術したら，今より動けるようになるって言ってくれたから，嫌だった手術も受けたんだ．

➡ Jさんは，変化のステージモデルの「関心期」にいると考えられる．嫌な手術を受けた理由は動くためであり，友だちとの散歩という具体的なイメージももっており，歩くことに関心をもっている．

■介入方法の検討

　Jさんは，自覚症状の改善を感じているが，リハに対して自信がもてず，リハをしないことに対してもまずいと考えていない．また娘は，術前後の循環動態変化の知識不足のため，リハを行うことに抵抗がある．娘の考えを尊重したいというJさんの思いは，リハを進める上での妨げになっている．そのため，Jさんと娘，医療者が共通の目標と計画をもち，可視化によって互いに評価しながらリハを進めていくことが必要である．Jさん自身が身体機能の回復・改善は自分の意思で変わることを認識し，両者が納得した上で実行可能な個別リハプランを提示していく．

　Jさんには，大動脈弁狭窄症の特徴として左室肥大があり，弁置換術後には後負荷軽減による頻脈の出現が予測されるため，心拍数の変化を観察する必要がある．また，個別に運動処方を作成し，モニター心電図を装着し，活動前後での血圧モニタリングが必要となる．

項目	評価	介入方法
よい	△	・Jさんは手術後，自覚症状の改善を感じており，身体を動かしてもいいと思っているが，心機能回復や身体機能改善による再発予防という観点からの理解には至っていない．Jさんが望む生活を送るためには，リハが必要である．「意識の高揚」のためには，術後の心機能改善についてと，術前のような安静治療が必要ではないことを説明する．「感情的経験」を高めるためには，不必要な安静を続けることで，身体機能の低下を来たし，家族の介護負担が増加することを説明する．「環境の再評価」としては，リハを行うことで身体機能が向上し，ADLの改善や娘の介護負担が減ることが期待され，互いにとってよい期待が得られることを説明する．
自信	△	・Jさんは，娘がリハに対して積極的になれない様子をみて遠慮していたり，活動することに不安を抱いているが，他者からの支援があればリハを行えるかもしれないという期待も抱いている．成功体験を経て自己効力感を高められる働きかけが必要となる．そのためには，以下が重要となる． 　・医療者のサポートのもと，入院中に行ったリハで心不全症状が出現せずに身体機能を高められることで，自身の選択した行動変容でうまくやることができたという成功経験が得られる． 　・娘からの協力を得るために，代理的経験（モデリング）として，リハ室でのリハ（PhaseⅠ）を本人だけでなく，家族も参加することを計画する．心機能・身体機能の改善のためにリハをしている同じ境遇の患者と，環境や行動の共有を行うことで，娘が抱く「母が他患者と同じとは限らない」という懸念を和らげ，娘の結果期待を得る．これにより，退院後の外来通院リハ（PhaseⅡ）のイメージを本人と娘にもたせ，Jさんが継続的にリハを実施するために必要なサポートへとつなげることができる． 　・「言語的説得」としては，娘にJさんを活動させることへのためらいが見受けられるため，医師から，手術後の循環動態の改善の程度，それに伴い身体活動範囲の拡大が可能となったという内容の説明を受けられる場を設定し，心機能と身体機能に合わせた生活行動やセルフケア行動が可能であることを理解してもらう．Jさんには，リハによる身体活動状況を医療者より言語化して伝え，ADLに結び付けることで改善を実感できるように介入する．
まずい	×	・Jさんは，自宅で娘たちから介護を受ける立場であり，家族がよいと考えるほうに合わせようとしており，まずいと考えていない．リハを進めないことで，術後の合併症のリスクが高まること，身体機能の低下する「罹患性」を説明し，合併症が生じた場合，年齢や心機能を考慮すると寝たきりになったり長期の治療を要することとなり，家族の介護の負担が改善されないという「重大性」を認識し，このままではまずいという「脅威」を感じてもらう．身体を動かすことは患者自身の役割であり，安静による弊害がまずいと認識してもらう．
妨げ	×	・Jさんは，家族に迷惑がかからないように生きたいという思いがあるため，リハに抵抗感がある娘の意思を尊重し，それがリハを行う上で妨げとなっている． ・娘は在宅療養の際に「安静」の必要性を幾度となく指導されており，今までと同じ方法が正しいと考えている．そのため，「自信」の項目で述べた言語的説得を行い，術前後の心機能の変化について説明し，術前の安静指示が手術の成功により現在は必要ないことをJさんと共に理解してもらい，安静に対する価値観を変えられるように働きかける．Jさんへは，自分自身がリハを実施するという行動を選択することで，身体機能の改善を得られ，排泄行動など自立した活動が拡大することにより娘の介護負担が減り，娘にとってもよいという結果期待へつなげることができること，また，娘に気持ちが伝わるように，医療者からの言語的説得を娘へ実施した後に，Jさん自身が活動したいという意欲を娘に言語化できるように説明する． ・「自信」の項目でも述べた，入院中のリハが安全に進められた成功経験は，娘のリハに対する抵抗感を軽減し，娘の意思を尊重しているJさんのリハに対する妨げを軽減することができる．

項目	評価	介入方法
ストレス	△	【一次評価，二次評価を変えられないか】 ●Jさんは，身体を動かしたいという思いと，リハは難しいと考える娘の考えとの間でジレンマを感じているが，心臓に負担をかけないためには，娘と同様に「安静」が必要であり，また，自宅療養では娘の介護が必要と考えているため，娘の意思を押し切ってまで意思決定をしようとしていない．二次評価を変える働きかけとして，安静に対する価値観を変えるために，「まずい」の項目で述べた誤った解釈の安静による「脅威」を感じてもらい，リハをするという行動の選択を自分自身で行い，諦めたほうがいいという一次評価を変える．さらに一次評価が変えられたことで，リハを実施し，身体機能を改善することが，娘の介護の軽減につながることを実感してもらい，意思決定を娘に委ねるというコーピングではなく，娘へ「身体を動かしたい」という意思を表出できるようにする．
サポート受けて	△	●Jさんは，リハにより日常生活行動の中で自立可能な活動が増えても，在宅療養を行う上で娘からの支援は必要であるが，支援者である娘はリハの必要はないと考えている．術前の身体機能を考慮すると，自宅療養後も継続したリハとしてPhase Ⅱへの参加が必要とされる．それには通院などの支援が必要であり，娘からのサポートが必要となるため，「自信」の項目でも述べたように，入院中に病棟のリハだけでなくPhase Ⅰへの参加も娘と共に行い，リハのイメージがもてるようにする．
努力の	△	●Jさんは，「動いてみたい」「散歩できるようになりたい」という思いはあるが，娘の考えを尊重し，リハを進めることを諦めようとしている．Jさんの健康が娘の希望でもあること，Jさんの活動が拡大することで娘の負担も軽減できる可能性があることを理解できるよう働きかける．そのために，Jさん自身の考えや思いを娘へ伝えることも大切であることを伝えていく． ●Jさんは，長期の安静療法により身体機能の低下を認めているため，当院のスタンダードプログラムにすぐには参加できない．したがって，実施可能な個別リハ計画を立案して，筋力や筋持久力を付けていくための個別プログラムを導入していく．
ステージ	関心期	【環境の再評価】 ●不必要な安静を続けることで，身体機能の低下を来たし，家族への介護負担が増加することを脅威に感じ，Jさんがリハを行うことで，身体機能が回復すること，ADLの改善や娘の介護負担が減るという結果は娘と自分自身の双方にとってよいことを再評価する． 【自己の再評価】 ●術前の安静治療での心不全予防の考え方から，リハをすることで心不全を予防するイメージへ変化させる． 【コミットメント】 ●不必要な安静を強いずに生活することで，身体機能の回復が期待でき，自分の欲求が満たされること，家族の介護負担の軽減につながることを理解してもらい，患者自身がリハを受けたいという意思を表出できるように再評価してもらう．

■まとめ

　Jさんは，大動脈弁狭窄症に罹患し，弁膜症の進行とともに心機能低下に基づく中枢性および末梢性の循環障害があった．加えて，慢性的な心拍出量の低下や身体活動性の低下による骨格筋の機能障害や呼吸機能の低下を生じ，運動耐容能が低下して身体の活動制限を来たしていた．長年の疾病歴により，症状が出ないように生活するために安静が必要であったため，手術後も活動することへの不安が生じているが，手術を受けたことで，生きがいを取り戻すチャンスを得ている．Jさんの場合，狭心症と大動脈弁狭窄症の両方の特徴があるが，罹患期間が長期にわたったため，慢性心不全の傾向が強く出ている．

　Jさんのリハの目標は，運動機能と心不全の改善が中心となり，それに加えて心不全の再発予防となる．Jさんの場合，活動することに不安があり，自信がなく，身体機能の低下も顕著なため，退院してからも継続的な「回復期リハ」が必要である．回復期リハとは，外来へ通院しつつ，リハ専門医や理学療法士，看護師，臨床心理士，栄養士のサポートのもとに心機能や身体的機能を評価しながら，運動療法を行い，身体機能の向上やQOLの改善を目指すものである．またその際に，カウンセリングを行い，不安などの心理問題や食事療法などについても相談できる環境を作り，家族の不安の軽減を図ることも大切である．

　セルフケア支援を進める上では，患者本人の生きがいを見出すこと，そのために必要な介入を見出すことが求められる．患者1人で目標に達することが困難な場合には，支援者を明らかにして，サポート体制を整えることが必須である．

（真壁厚子）

● 参考文献
1) 日本心臓リハビリテーション学会編：指導士資格認定試験準拠 心臓リハビリテーション必携. 2011.
2) 和泉徹監：心不全を予防する 発症させない 再発させないための診療ストラテジー. 中山書店；2006.

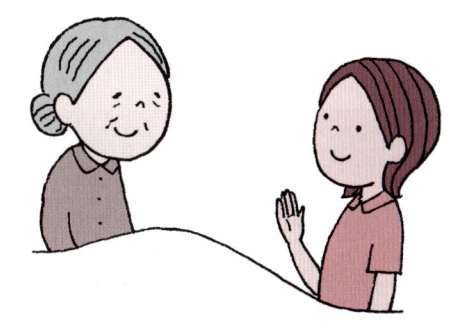

事例10　重度大動脈弁狭窄症で準緊急手術をした患者Jさん

事例11 大動脈弁狭窄症で大動脈弁置換術後の患者Kさん

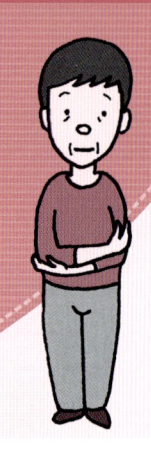

事例紹介

72歳，女性．高血圧，脂質異常症にて，近医通院中であった．その際，心臓の弁が硬いと言われていたが，特に症状がなかったため，そのままになっていた．

65歳のときに喘鳴，下肢浮腫が出現し，当院へ紹介受診した．胸部X線検査では，両胸水貯留を認め，精査の結果，大動脈弁狭窄症と診断された．また同じように苦しい思いはしたくないと感じたこと，医師より活動制限が指導されたことなどにより，内服や水分などの自己管理をきちんと行ってきた．その後，症状はなく経過していたが，今年2月の受診にて，大動脈弁狭窄症の進行を認め，大動脈弁置換術を勧められた．

Kさんは今回，手術目的にて入院した．手術への不安の傾聴や循環動態の観察を行いつつ，術前管理を行った．術前オリエンテーションでは手術に対して前向きで，期待する発言が聞かれた．

3月に入って大動脈弁置換術（生体弁）が施行された．術後は1病日目に病棟へ帰室し，呼吸・循環動態は安定して経過した．

Kさんは高齢の夫（84歳）と2人暮らしである．子どもは2人（長男，長女）いるが，2人とも遠方に在住．退院後は夫婦2人で暮らすことに不安があり，長男との同居を検討しているとのことであった．喫煙や飲酒はしない．

■Kさんのこれまでの経過

ステージA	ステージB	ステージC	ステージD
46歳 　高血圧を指摘される 62歳 　高血圧，脂質異常症の治療を開始	高血圧の治療中，心臓の弁が硬いと指摘．未精査・未治療	65歳 　息切れを自覚 　大動脈弁狭窄症と診断 　心不全で入院 　利尿薬の内服を開始 72歳 　大動脈弁置換術を施行	

検査所見と治療内容

● 術後の経過

	術当日 3/19	術後1日 3/20	2日 3/21	3日 3/22	4日 3/23	5日 3/24	6日 3/25	7日 3/26	8日退院 3/27
リハの実際	積極的ドレナージ ギャッチアップ ベッド上リハ	ICUにて端坐位・立位	デイルーム(50m)歩行 トイレ歩行	100m歩行	拒否	200m歩行(休憩1回) 下肢エクササイズ	100〜150m歩行 前後で息切れあり	→	なし
呼吸	術後6時間後抜管	鼻カニューレ 4L/分	労作時息切れ軽度あり	→		鼻カニューレ 2L/分	酸素中止 SpO$_2$ 98%		
血圧 (mmHg)		120〜130	130〜140				120〜130		
心拍数 (回/分)		80 洞調律					70〜80 洞調律		
体重 (kg)		術前+5.6	+6.3	+5.6	+2.3	+0.8	+0.8	±0	
ドレーン	心嚢・胸骨下	→	抜去						
血液データ	WBC(/μL) CPR(mg/mL) Hb(g/dL)	12.3×10^3 10.3	12.7×10^3 0.8 10.7	12.4×10^3 0.99 11.1	9.4×10^3 2.31 11.7	9.2×10^3 4.53 12.8	7.6×10^3 4.24 10.8	8.2×10^3 3.96 11.4	7.6×10^3 11.6

● 身体所見（手術前）

身長 153 cm，体重 44.4 kg.

● 心エコー

【術前】

高度大動脈弁狭窄.

大動脈弁口面積 0.63 cm^2，弁輪径 17 mm，バルサルバ洞径 26 mm，上行大動脈径 29 mm.

左室大動脈圧平均較差 64.2 mmHg，収縮期左室大動脈圧較差：110.5 mmHg.

僧帽弁口面積：1.5 cm^2.

左室圧 245 mmHg，肺静脈圧 43.8 mmHg.

【術後】

左室大動脈圧平均較差 18.7 mmHg，収縮期左室大動脈圧較差 41.2 mmHg.

僧帽弁口面積：1.3 cm^2.

左室圧 64 mmHg，肺静脈圧 28.9 mmHg.

■Meeting（術後4日目のKさんとの会話）

👩 Kさん，こんにちは．術後のリハビリは順調ですか？

👨 手術の後は順調だったんだけど，今は痛くて，とても動けないわ！

👩 だんだん痛くなってきたんですか？

👨 そうよ．今では痛いから，夜も眠れないし．こんなんじゃリハビリはできないわよね．先生はリハビリしなきゃ，お家に帰れないでしょって言うんだけど……．とても無理．今までは痛くなかったのに……．手術したから仕方ないけれど……．明日はするから，今日は放っておいて．

👩 痛くてしんどかったんですね……．Kさんは，このままでいいんですか？

👨 ……そりゃ，先生にも動きなさいって言われているし，よくないっていうのはわかっているけれど……．でも，動くのが怖くて．手術をすれば，もっと何でもできるようになるって思っていたのに，思ったよりもうまくいかないわね．手術をする前は，もっとできるんじゃないかって期待してたんだけど……．今までに，こんなに痛い思いなんてしたことなかった．こんなにできない自分も嫌なんです．私，こんな性格だったかしら……．

👩 痛み止めを飲んで，コントロールしても動けないですか？

👨 痛み止めも，看護師さんが持ってきてくれて飲んでます．でも，動いた後に痛くなって，夜もよく眠れなくなったから，またそうなるのが嫌なんです．どうして，こんなことになっちゃったのかしら．

👩 少し体を動かしたほうが，血行がよくなって，痛みが和らぎますよ．つらくなったらやめてもいいですから，一緒にやってみませんか？

👨 やらなきゃいけないのは，わかってる．でも，気持ちがついてこないの．

👩 そうですか．退院するまでにこれだけはできるようになっていたいことはありますか？

👨 トイレに行ければいいかしらね．私の部屋は2階だから，トイレは1階にあるから，本当はもうちょっと，動ければいいのだけれど．夫ももう歳だから，息子夫婦に頼まないとダメかしらね．一緒に住もうとは言ってくれているんだけど，夫が嫌がっているから，どうなるかしら．

👩 息子さんは近くにお住まいなんですか？

> 近くはないんだけれど，私が動けないから面倒をみなくちゃと思ったみたい．
> リハビリは明日からやるから，今日は放っておいてください．

■ 行動変容のためのアセスメント

❶ Kさんは，術後急性期リハをすることについて，どれくらいよいことだと思っているのでしょうか？

- 先生にも動きなさいって言われているし，よくないっていうのはわかっているけれど．
- 手術をすれば，もっと何でもできるようになるって思っていたのに，
- やらなきゃいけないのは，わかってる．でも，気持ちがついてこないの．
- 本当はもうちょっと，動ければいいのだけれど．

➡ Kさんは，手術に期待する発言や，医師からも動くことを促されており，自分でも動くことはよいことであり，必要だとわかっていると思われる．しかし，これまでにない痛みを経験し，恐怖や不安感から動けずにいるようだ．これは，痛みを経験してこない大動脈弁狭窄症患者の特徴でもある．術後3日目までは順調にリハが行えていたため，術後急性期リハの必要性の理解はしていると思われる．

❷ Kさんは，術後急性期リハをすることについて，どれくらい自信があるのでしょうか？

- 今では痛いから，夜も眠れないし．こんなんじゃリハビリはできないわよね．
- 先生はリハビリしなきゃ，お家に帰れないでしょって言うんだけど……，とても無理．
- 動くのが怖くて．
- 動いた後に痛くなって，夜もよく眠れなくなったから，またそうなるのが嫌なんです．どうして，こんなことになっちゃったのかしら．
- 手術をする前は，もっとできるんじゃないかって期待してたんだけど……．

➡ 術後急性期リハの必要性や，動かないと帰れないといったことは理解しているが，痛みのために動くことは無理だと考えており，自信がもてず，怖くて動くことを拒否している状態である．

❸ Kさんは，今の自分の状況について，どれくらいまずいと思っているのでしょうか？

- こんなにできない自分も嫌なんです．
- やらなきゃいけないのは，わかってる．でも，気持ちがついてこないの．

- トイレに行ければいいかしらね．私の部屋は2階だから，トイレは1階にあるから，本当はもうちょっと，動ければいいのだけれど．

→ Kさんは，医師からも運動を促されており，このままではまずいという思いはあるようだ．また，在宅での状況を考えても，自室の2階から1階のトイレまでの運動力はほしいと考えている．一方で，消極的な発言や動くことを先送りにしたい気持ちなどがある．

❹ Kさんにとって，術後急性期リハを行う上で，妨げになっていることは何でしょうか？

- 今は痛くて，とても動けないわ！
- 痛くなって，夜も眠れなかったから，
- 今までは痛くなかったのに……．
- やらなきゃいけないのは，わかってる．でも，気持ちがついてこないの．
- 明日からやるから，今日は放っておいてください．

→ Kさんは，痛み止めを飲んでいるが痛みを感じており，痛みが恐怖感を招き，動くことに対して消極的になっている．また，動けない自分へのいらだちや悲しみから，自己効力感がもてずにいるようだ．

❺ Kさんは，日頃どのようなことにストレスを感じているのでしょうか？

- 今では痛いから，夜も眠れないし．こんなんじゃリハビリはできないわよね．先生はリハビリしなきゃ，お家に帰れないでしょって言うんだけど……，とても無理．
- 今までは痛くなかったのに……．手術したから仕方ないけれど……．
- 動いた後に痛くなって，夜もよく眠れなくなったから，またそうなるのが嫌なんです．
- どうして，こんなことになっちゃったのかしら．

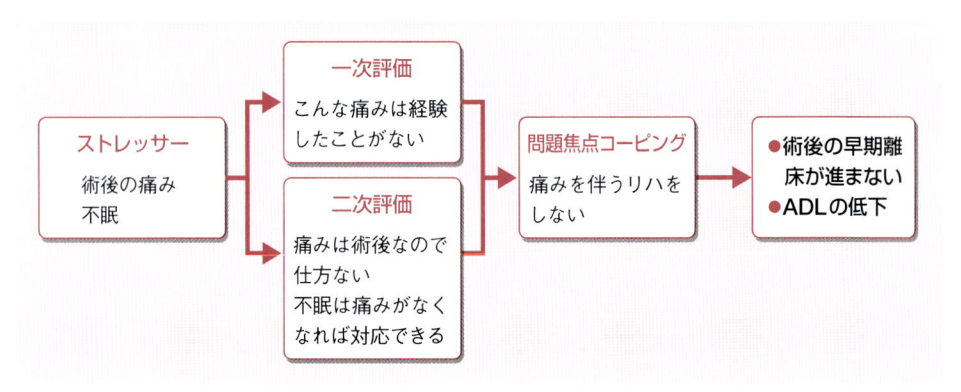

```
ストレッサー      一次評価
術後の痛み   →  こんな痛みは経験      →  問題焦点コーピング   →  ・術後の早期離
不眠            したことがない          痛みを伴うリハを        床が進まない
             二次評価                しない              ・ADLの低下
             痛みは術後なので
             仕方ない
             不眠は痛みがなく
             なれば対応できる
```

■Kさんのストレスコーピングの状況

➡️ 自分が想像していたより術後に動けないことや，術後の痛みがあることで眠れないことに，かなりストレスを感じているが，痛みは手術をしたので，仕方がないと思っている．不眠は，痛みが出なければよくなると考え，動かない対処をしている．

❻ Kさんは，術後急性期リハをする上で，周囲からどのくらいのサポートを受けられるでしょうか？

- 先生にも動きなさいって言われているし，
- 痛み止めも，看護師さんが持ってきてくれて飲んでます．
- 夫ももう歳だから，息子夫婦に頼まないとダメかしらね．一緒に住もうとは言ってくれているんだけど，夫が嫌がっているから，どうなるかしら．
- 私が動けないから面倒をみなくちゃと思ったみたい．

➡️ 術後急性期リハをする上では，現在入院加療中であり，医療資源については十分にサポートを受けられる状態である．一方で，痛み止めを内服しており，Kさんは医療者に頼ってもよくならないという思いもあるのかもしれない．
家に帰ってからは，高齢の夫のサポートは不明だが，現役を引退している長男がKさんの体調のことを心配しているため，協力は得られると考える．息子と情報交換しながら，進めていくとよいと思われる．

❼ Kさんは，健康は自分の行動（努力）によって決まるものだと，どれくらい思っているのでしょうか？

- 先生にも動きなさいって言われているし，よくないっていうのはわかっているけれど……．でも，動くのが怖くて．手術をすれば，もっと何でもできるようになるって思っていたのに，思ったよりもうまくいかないわね．手術をする前は，もっとできるんじゃないかって期待してたんだけど……．今までに，こんなに痛い思いなんてしたことなかった．こんなにできない自分も嫌なんです．私，こんな性格だったかしら……．
- 明日からやるから，今日は放っておいてください．

➡️ 医師から動くように言われ，動かなければいけないという思いと，できない自分にジレンマを感じている．人に頼らずにやろうという思いがある．

❽ Kさんは，術後急性期リハを行うことに対して，変化のステージモデルのどのステージにいるでしょうか？

- やらなきゃいけないのは，わかってる．でも，気持ちがついてこないの．

➡️ 術後急性期リハを行うにあたって，わかっているけれどできない自分に対するやるせなさが窺える．術後3日目までは順調にリハを行えていたことから，Kさんの変化のステージモデルは「行動期」にあったと考えられる．しかし，痛みにより行動がで

145

きない状況に陥り，逆戻りした状態である．
「行動期」は行動変容の決意が揺るがないようにフォローすることが目標となる．
感情的経験：まずは痛みに対する苦痛を共感し，不安を和らげる．
環境の再評価：痛みがあることで家族も積極的になりにくくなる．
コミットメント：疼痛緩和により自分に自信をもち，気持ちが前向きになれば，元来，セルフコントロールができる方であるため，行動できると思われる．
強化マネジメント（褒美）：疼痛がとれることで動くことができ，自信につながれば，自己効力感を得られる．

介入方法の検討

　Kさんは，手術に対する前向きな気持ち，期待感を術前よりもっており，術後の数日は，期待するような行動がとれていた「行動期」にあったといえる．しかし，痛みによるネガティブな情動があり，逆戻りとなってしまった．逆戻りとは，望ましい行動が形成されたとしても，何かのきっかけで以前の行動に戻ってしまうことである．逆戻りはほかにも，健康的な習慣を行っていこうとする動機が低くなったとき，特定の目標を失ったとき，周囲からのサポートが得られないとき，人間関係で葛藤があるとき，もとの行動をとっていた場所や状況に再び身を置いたときに起こる可能性が高くなるといわれている．

　患者に行動変容のアプローチを行っても，一長一短にうまくいくものではない．そこには患者の気持ちが伴うからである．患者の行動に変化がみられるまでには時間が必要であることを認識する必要がある．やらないからできない，受け入れていないのではなく，患者が思ったようにうまくいかない気持ちや痛みに対する不安やストレスを十分に理解・共有し，患者との間に「信頼と安心」が存在する関係を築くことが行動変容につながる．そのため，本事例ではまずは痛みに対する介入を行い，患者との間に良好な人間関係を築くこととした．

項目	評価	介入方法
よい	○	●Kさんは，今までに経験のない痛みを経験したことで，動けない状態になっている．一方で，医師に動くように言われたことを気にしていたり，動きたいと思っている様子もみられる．痛みがあると行動できないため，まずは痛みをとる介入を行う．
自信	○	●一度失敗した恐怖心から，動くことに対して自信がない状態であるため，まずは痛みを和らげ，不安の軽減を図る．痛みを共感することで安心感を与え，信頼関係を築くことができれば，身体面と精神面の両面から支えることができる．そのことは自信（自己効力感）が高まることにつながる．
		●痛みを和らげる介入として，精神的サポートやマッサージによる精神的共感・緩和介入の実施，温罨法などを計画してみる．
		●自己効力感を高めるために，共感と「言語的説得」を行ってみる．もともとが行動期にあったことからも，生理的・情動的状態に変化が生じれば，自信となる．

項目	評価	介入方法
まずい	○	●Kさんは，術後3日目までは動けており，順調にリハが進められていたことからも，このままではまずいという思いはあると思われる．しかし，痛みによる苦痛が恐怖心をあおり，さらに動けない状況を招いている．まずは，精神的サポート，疼痛に対する介入を行う．
妨げ	△	●痛みを和らげる介入が必要である．どうしたら痛みがとれるのか，もしくは痛みと付き合っていくための介入方法を検討する．内服だけに頼るのではなく，温罨法やマッサージ，上半身のストレッチなども行ってみる．
ストレス	△	●想像していた自分と実際の自分に乖離があることにストレスを感じている様子から，ストレッサーに対するコーピングを変えていく必要がある． ●痛みは筋の緊張を引き起こし，さらに痛みを増強させるという悪循環をもたらす．意識的に緊張をほぐすことで，交感神経の興奮を抑制する効果がある．
サポート受けて	○	●入院中は医療資源を十分に活用する． ●やりたい思いはあるのにやれなくて悔しい思いをしている患者の気持ちに寄り添うようにする． ●Kさんの場合，息子の支援が得られると考えられるので，息子と情報交換を行いながら進めていくとよいと思われる．
努力の	△	●疼痛緩和に対するアプローチが鎮痛薬だけでないことを投げかける． ●相談しながら共感し，支援を行う． ●疼痛による苦痛を理解，共感し，責めないように声かけを行う．
ステージ	行動期	●Kさんは，術後急性期リハを開始して3日間は行動期にあったが，疼痛による不安・恐怖から，逆戻りの状態となってしまった．そのため，まずは疼痛に対する精神的サポートを行い，それから行動への働きかけをするとよいと思われる．

まとめ

　大動脈弁狭窄症患者は，虚血性心疾患患者のような大きな痛みを経験することなく過ごすことが多い．そのため，痛みに対してネガティブになったり，不安や恐怖心を覚えやすいと，日頃かかわっているなかで感じている．

　疼痛は患者にとって最大の苦痛であり，体力の消耗や離床の遅れなど，回復に影響を及ぼす．患者のコンプライアンスを得ながら，離床を促していくことは，大切な看護である．外科的治療がなされた状態の安定した慢性心不全に対し，安静によるデコンニショニングニングは，運動耐容能の低下を助長させ，労作時の疲労感や呼吸困難感などの症状を悪化させる．また高齢者の場合，加齢による退行性変化，廃用性変化により，日常生活動作が低下するため，安全・安楽な身体活動，運動の利点を理解する，定期的に運動することを勧めている．

　今回のケースでKさんは，わかっていてもできないジレンマを抱え，逆戻りといった状態がみられた．運動を進めていきたいができない，その原因は痛みであった．そのため，痛みの解決に対して，健康行動理論を用いて介入を展開した．医療者は，患者の適切な行動変容を促すための考え方や知識をもつこと，具体的かつ効果的な方略や技法

を実践することが求められる．患者は逆戻りを繰り返しながら行動を獲得していくことが多いため，行動変容の過程を大切にしながら，患者に寄り添った看護を行う必要がある．

（綿貫恵里子）

● 参考文献
1）松本千明：医療・保健スタッフのための健康行動理論の基礎．生活習慣病を中心に．医歯薬出版：2002．
2）Heart magazine 2014；4（3）．
3）安倍紀一郎：循環器機能学と循環器疾患のしくみ．日総研；2010．

索引

和文索引

あ
アドヒアランス　42, 45, 54, 116
安静時発作性呼吸困難　96

い
維持期　19
意識障害　69
意識の高揚　20, 73, 127, 136
一次評価　23, 41, 53, 62, 71, 81, 83, 91, 103, 114, 116, 124, 137

う
植え込み型除細動器　108
うっ血性心不全　118
うつ状態　103
運動処方　39, 83, 115
運動耐容能　5, 115, 138, 147
運動療法　5, 41, 43, 78, 82

え
栄養指導　37, 63
援助関係の利用　20

か
外的コントロール所在　26, 62, 103
回復期リハビリテーション　138
拡張型心筋症　66, 69, 71, 96
環境の再評価　20, 73, 84, 136, 146
感情的経験　20, 73, 127, 136, 146
関心期　19, 54, 63, 82, 92, 125, 127, 135, 137

冠動脈造影検査　46
冠動脈バイパス術　76, 82
冠動脈バルーン治療　34

き
喫煙　3, 15, 35, 46, 49, 54, 62, 108, 128
急性心筋梗塞　46, 85, 118
急性心不全　2, 59, 96
脅威　17, 126, 136
教育的準備状態　125
強化マネジメント　20, 146
狭心症　15, 25, 34, 37, 42, 76, 79, 82, 138
虚血性心筋症　86, 90, 93
禁煙　20, 23, 24, 50, 54, 56, 63, 64, 108, 112, 114
　　――外来　63
禁酒　108, 112, 114

け
計画的行動理論　13, 21
経皮的冠動脈形成術　46
経鼻的持続陽圧呼吸療法　34
結果期待　19, 28, 39, 42, 82, 106, 124, 127
健康行動理論　8, 12, 28, 54, 148
健康信念モデル　13, 14, 126
言語的説得　18, 136, 146

こ
高血圧　3, 4, 34, 37, 42, 64, 76, 82, 93, 118, 128, 140
高コレステロール血症　34, 42, 64
行動期　19, 42, 44, 104, 145, 146

行動コントロール感　22
行動置換　20
行動への態度　22, 28
行動変容　12, 45, 48, 55, 82, 146, 148
高尿酸血症　34
効力信念　19, 39, 124, 127
呼吸困難　5, 66, 69, 96, 120, 123, 126, 128, 147
コーピング　23, 62, 64, 73, 93, 116, 137, 147
コミットメント　20, 93, 105, 116, 126, 137, 146
コントロール所在　13, 26
コンプライアンス　44, 147

さ
在宅酸素　96, 100, 106
　　――療法　104

し
ジギタリス　3
刺激の統制　20
自己効力感　19, 43, 63, 144
自己効力理論　82
自己の再評価　20, 84, 127, 137
脂質異常症　3, 4, 46, 54, 76, 82, 128, 140
社会資源　93, 117
社会的支援　13, 25
社会的認知理論　13, 17
重大性　17, 136
主観的規範　22
手段的サポート　25, 103, 105
準備期　19, 54, 92, 115

障害　17
症状モニタリング　101
情緒的サポート　25, 103
情動焦点コーピング　23, 41, 53, 55, 62, 71, 80,, 91, 114, 124, 134
食事療法　41, 42, 50, 54, 89, 90, 93
除細動　108
心筋梗塞　3, 15, 16, 50, 53, 56, 59, 60, 62, 63, 64, 65, 79, 80, 88, 91, 93
心筋症　4
心血管疾患　2, 4
心室細動　108
心室頻拍　108
心臓カテーテル検査　108
心臓リハビリテーション　4, 34, 104
心肺運動負荷試験　34, 115, 126
心不全　2, 56, 57, 63, 65, 69, 73, 86, 91, 96, 98, 108, 111, 121, 123, 128
　　──ステージ分類　3, 4
心房細動　4, 108, 129

す

睡眠時無呼吸症候群　34, 36, 40
ステント植え込み術　34
ストレス　44, 49, 50, 54, 58, 60, 63, 64, 68, 78, 92, 102, 113, 116, 122, 124, 127, 133, 145, 147
ストレスとコーピング　13, 23
ストレッサー　25, 41, 44, 53, 62, 64, 71, 81, 91, 103, 105, 114, 124, 134

せ

生活習慣　48, 65, 84, 115, 124
　　──指導　76
　　──病　2
成功経験　18, 42, 64, 105, 106, 136
喘鳴　140

生理的・情動的状態　18, 146
セルフイメージ　116
セルフ・エフィカシー　19
セルフケア　40, 117
　　　　──支援　2, 6, 138
セルフマネジメント　127
セルフモニタリング　64, 65, 127
喘息　5

そ

ソーシャルサポート　126

た

耐糖能異常　3
大動脈閉鎖不全症　108
大動脈弁狭窄症　135, 138, 140, 143
大動脈弁置換術　108, 140
代理的経験　63, 64, 136

ち

中性脂肪　54
治療抵抗性心不全　3
陳旧性心筋梗塞　56, 76, 82, 118

て

デコンディショニング　5, 73, 79, 147

と

疼痛緩和　147
糖尿病　4, 34, 36, 40, 42, 64
糖尿病性腎症　34
動脈血栓塞栓症　73
動脈硬化　62, 79, 80

な

内的コントロール所在　26, 72, 73, 83
内部障害　126

に

二次評価　23, 41, 53, 62, 71, 83, 91, 103, 114, 116, 124, 137
日常活動動作　147

の

脳梗塞　78, 80

は

肺炎　128

ひ

非侵襲的陽圧換気　120
肥満　82
頻脈　69

ふ

不安定狭心症　34
副流煙　49
浮腫　69, 96, 140
不整脈　111, 112, 116
不眠　145

へ

変化のステージモデル　13, 19, 42, 53, 62, 72, 82, 92, 104, 114, 116, 125, 135, 145
弁膜症　4, 138
弁膜症性心筋症　108

ほ

発作性夜間呼吸困難　121

ま

慢性腎臓病　118
慢性心不全　2, 72, 138
慢性閉塞性肺疾患　5

む

無関心期　19, 54, 72, 84

め

メタボリックシンドローム　3, 76, 78, 82

も

モデリング　18, 63, 136
問題焦点コーピング　23, 103, 105, 114

ゆ

有益性　17, 28

り

罹患性　17, 136
利尿薬　3, 126, 140

れ

レディネス　125, 127

欧文索引

A

ACE阻害薬　3
AF　108
AMI　47
AVR　108

B

Bentall術　108
BMI　38, 55

C

CABG　76
CAG　108
c-Pap　34
CPX　34, 115, 126

I

ICD　108, 110, 112
ICM　86, 90

N

NPPV　120

P

PCI　46, 118
PVE　108

Q

QOL　2, 8, 103

V

VF　108
VT　108

その他

β遮断薬　3

中山書店の出版物に関する情報は，小社サポートページを御覧ください．
http://www.nakayamashoten.co.jp/bookss/define/support/support.html

健康行動理論を活用した
心不全患者のセルフケア支援

2014年10月15日　　初版 第1刷発行©〔検印省略〕

監　修	三浦稚郁子
編　集	角口亜希子
発行者	平田　直
発行所	株式会社 中山書店
	〒113-8666　東京都文京区白山1-25-14
	TEL 03-3813-1100（代表）
	振替 00130-5-196565
	http://www.nakayamashoten.co.jp/
装丁・デザイン・DTP	臼井弘志＋藤塚尚子（公和図書デザイン室）
印刷・製本	株式会社シナノ

Published by Nakayama Shoten. Co., Ltd. Printed in Japan
ISBN978-4-521-73994-6

落丁・乱丁の場合はお取り替え致します

- 本書の複製権・上映権・譲渡権・公衆送信権（送信可能化権を含む）は株式会社中山書店が保有します．
- JCOPY ＜(社)出版者著作権管理機構 委託出版物＞
本書の無断複写は著作権法上での例外を除き禁じられています．複写される場合は，そのつど事前に，(社)出版者著作権管理機構（電話 03-3513-6969, FAX 03-3513-6979, e-mail: info@jcopy.or.jp）の許諾を得てください．

本書をスキャン・デジタルデータ化するなどの複製を無許諾で行う行為は，著作権法上での限られた例外（「私的使用のための複製」など）を除き著作権法違反となります．なお，大学・病院・企業などにおいて，内部的に業務上使用する目的で上記の行為を行うことは，私的使用には該当せず違法です．また私的使用のためであっても，代行業者等の第三者に依頼して使用する本人以外の者が上記の行為を行うことは違法です．

ケアマニュアルシリーズ

ケアマニュアルシリーズに新刊登場！

シリーズの特徴
- 病態関連図つき
- 「見て」理解できるよう豊富なイラスト・画像を掲載
- 基礎から最新知識までを網羅

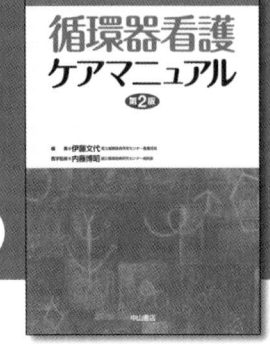

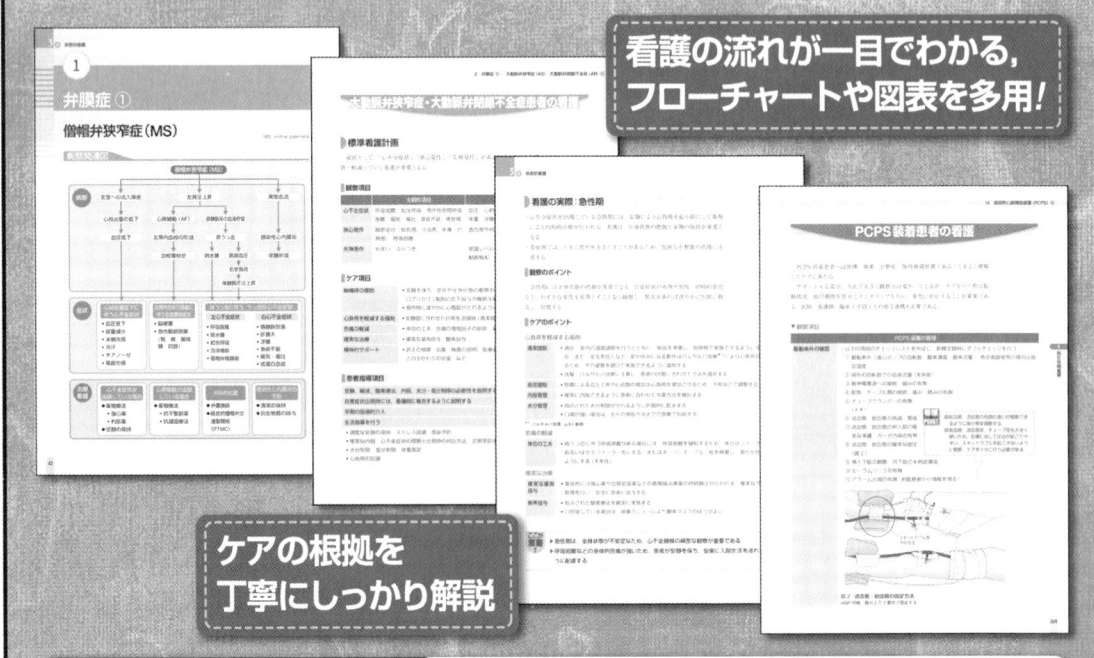

看護の流れが一目でわかる，フローチャートや図表を多用！

ケアの根拠を丁寧にしっかり解説

循環器看護ケアマニュアル 第2版
編　集●**伊藤文代**（国立循環器病研究センター看護部長）
医学監修●**内藤博昭**（国立循環器病研究センター病院長）

B5判／4色刷／368頁／定価（本体4,500円+税）
ISBN978-4-521-73765-2

呼吸器看護ケアマニュアル
編　集●**石原英樹, 竹川幸恵, 山川幸枝**
（大阪府立呼吸器・アレルギー医療センター）

B5判／4色刷／320頁／定価（本体4,600円+税）
ISBN978-4-521-73980-9

透析看護ケアマニュアル
編　集●**川野良子**（東京女子医科大学総括看護部長）
　　　　大橋信子（東京女子医科大学病院看護師長）
医学監修●**秋葉　隆**（東京女子医科大学腎臓病総合医療センター血液浄化療法科教授）

B5判／4色刷／336頁／定価（本体4,600円+税） ISBN978-4-521-73970-0

▶以後続刊

中山書店　〒113-8666 東京都文京区白山1-25-14　TEL 03-3813-1100　FAX 03-3816-1015
http://www.nakayamashoten.co.jp/